Ganzheitlich heilen durch Homöopathie

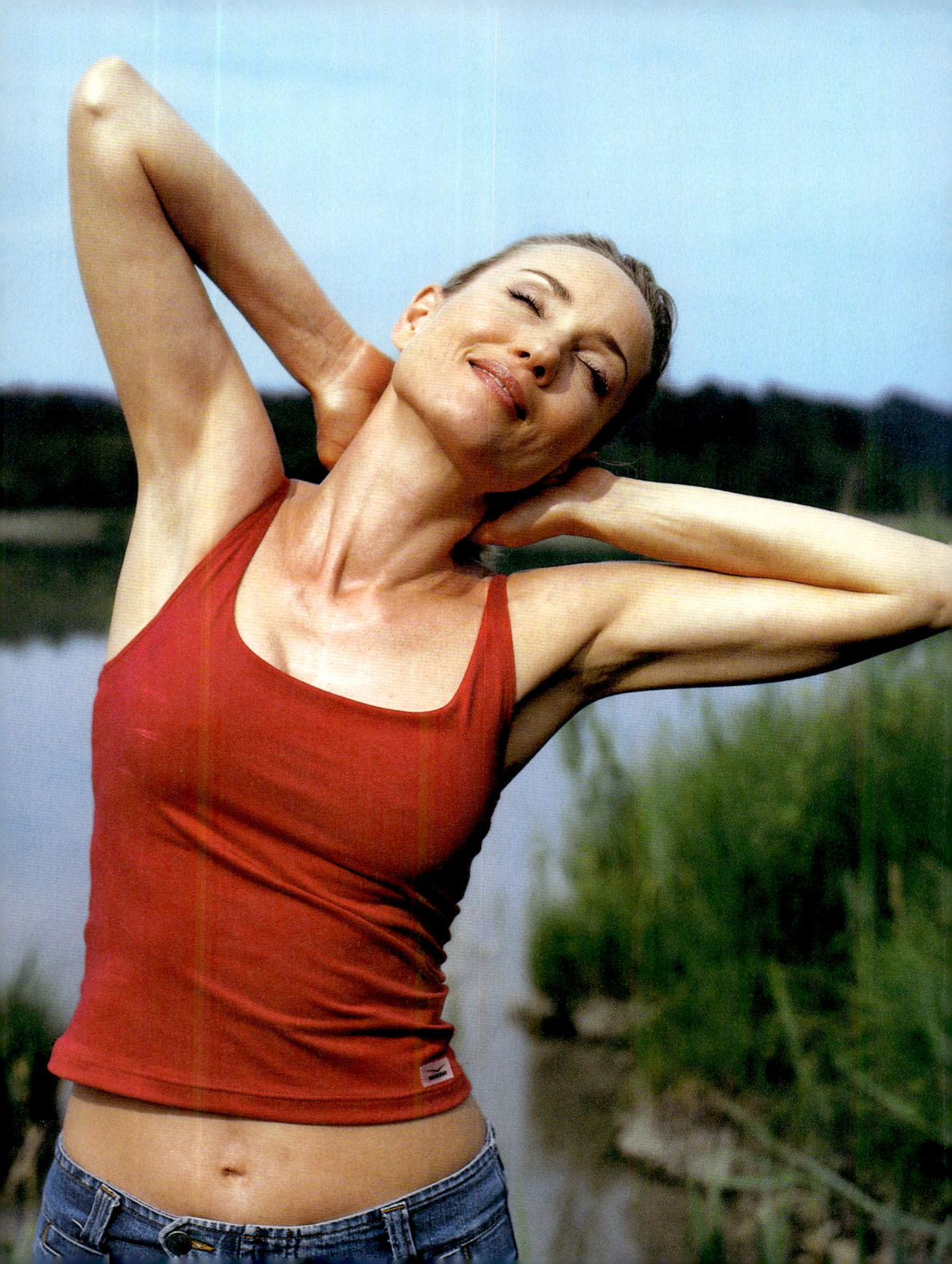

Walther Hohenester / Michael Helfferich

Ganzheitlich heilen durch Homöopathie

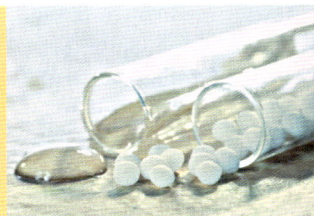

Beschwerden und Krankheiten sanft
und sicher selbst behandeln
Katalog der wichtigsten homöopathischen
Mittel für die Selbsthilfe von A bis Z

südwest

INHALT

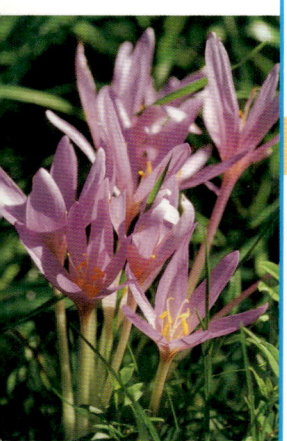

Homöopathie – natürliche Wirkstoffe zur ganzheitlichen Heilung.

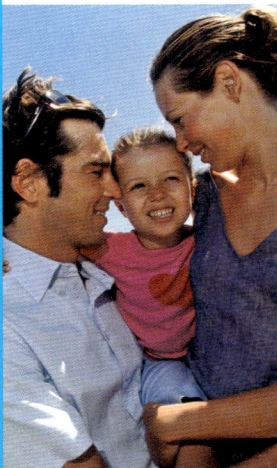

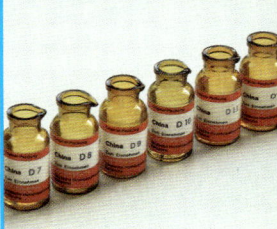

Homöopathie ist die sanfte Alternative für Groß und Klein.

Homöopathie für Frauen 148

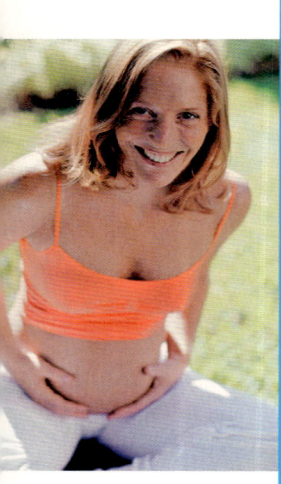

Homöopathie bietet auch werdenden Müttern natürlich Sanftes.

Gesund im Mund dank Homöopathie 168

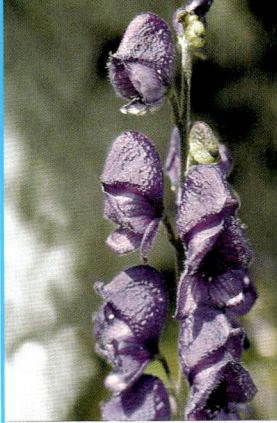

*Aconitum napellus,
der blaue Eisenhut,
ist bei schnellem
Krankheitsbeginn oft
das Mittel der Wahl.*

Homöopathische Mittel von A bis Z 198

Vorwort

Immer mehr Menschen verschreiben sich der Homöopathie, also der Kunst, Krankheiten auf den Grund zu gehen und sie auf sanfte Art zu beseitigen. Sie fühlen sich angezogen von dem hohen Ziel, nicht allein die Krankheit zu heilen, sondern den kranken Menschen.

Die Mittel der Homöopathie sind seit knapp 200 Jahren – so lange existiert diese Heilkunst schon – die gleichen: Kamille, Schwefel, Phosphor, Kohle, um nur einige zu nennen. Diese natürlichen Wirkstoffe in den homöopathischen Verdünnungen und Verreibungen – den so genannten Potenzen – kann man mit heutigen Methoden physikalisch noch immer nicht nachweisen. Dennoch wirken sie!

Der Begründer der Homöopathie, Friedrich Christian Samuel Hahnemann (1755–1843), prägte den Grundsatz der Heilmethode: Ähnliches wird durch Ähnliches geheilt.

Den ganzen Menschen heilen

Von ihren Gegnern wird die Homöopathie meist unfair als Scharlatanerie abgeurteilt; ihnen fehlen die wissenschaftlichen Beweise. Dies war zu Zeiten Hahnemanns, dem Begründer der Homöopathie, keineswegs anders als heute.

▸ Wer einmal miterlebt hat, wie eine schwere, eitrige Angina mit homöopathischen Verreibungen erfolgreich behandelt wurde, mit Verreibungen, in denen die heilenden natürlichen Mittel als messbare Wirkstoffe gar nicht mehr vorhanden sind, der wird nachdenklich.

▸ Wer beobachtet hat, wie die sanfte Medizin Homöopathie schnellere und dauerhafte Heilung ermöglichte, wo ohne sie Antibiotika hätten eingesetzt werden müssen, der wird Einwände wie »wissenschaftlich unhaltbar« wenig überzeugend finden.

Es lohnt sich also, sich mit der Homöopathie auseinander zu setzen. Gerade in der Kinderheilkunde, der Notfallmedizin, aber auch bei allen fieberhaften Infekten, Husten und Schnupfen hat sich der Einsatz homöopathischer Mittel hervorragend bewährt.

Tollkirsche und Chinarinde, Tintenfisch und Tierkohle, Quecksilber und Kalkschwefelleber: Der Arzneischatz der Homöopathie ist unerschöpflich.

Lernen Sie die Homöopathie kennen

Sich in dieser natürlichen Heilkunde auszukennen und das passende Mittel aus dem großen Arzneischrank der Homöopathie zu finden, ist der Sinn dieses Buchs. Wir möchten Ihnen zeigen, wie Sie eine homöopathische Hausapotheke zweckmäßig zusammenstellen, wie Sie Unpässlichkeiten des Alltags schonend selbst behandeln. Sie erfahren, was Sie vorbeugend in den Koffer packen können, wenn Sie auf Reisen gehen. Und wir möchten Ihnen zeigen, was die Homöopathie bei ernsthaften Krankheiten zu leisten imstande ist.
Probieren Sie eine medizinische Methode, die auf eine langjährige erfolgreiche Tradition zurückblicken kann und die ohne lästige Nebenwirkungen auskommt. Vertrauen Sie der Natur!

Zur komplett überarbeiteten Neuauflage

Seit dem Erscheinen der ersten Auflage 1995 hat das Wissen zur Homöopathie in der Bevölkerung erheblich zugenommen. Dennoch bestehen bei etwa einem Fünftel der jüngeren Menschen keinerlei Kenntnisse hierzu, bei älteren sogar bei etwa der Hälfte.
Dieses Buch hat sich in zahllosen Fällen als sehr hilfreich erwiesen. Inhaltlich musste es kaum verändert werden; einige Umstellungen sollen seine praktische Handhabung weiter verbessern. Dazu möchte auch die umfassende optische Neugestaltung beitragen. Das Ergebnis: ein Buch mit fundierter und gleichzeitig leicht verständlicher Information, das man gerne zur Hand nimmt – ob für die homöopathische Selbsthilfe oder für die Unterstützung des behandelnden Homöopathen.

Homöopathie bekämpft die jeweilige Krankheit von Grund auf; nicht nur Symptome und akute Beschwerden werden gezielt geheilt, sondern der Mensch als ein Ganzes wird behandelt.

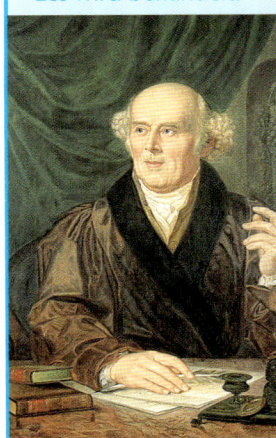

Hahnemann, der Begründer der Homöopathie (griech. homoios = ähnlich, pathos = Leiden).

Homöopathen behandeln Patienten in ihrer körperlichen, geistigen und seelischen Gesamtheit, statt nur einzelne Symptome kurieren zu wollen.

Homöopathie – was ist das?

Ein ganzheitliches Heilverfahren

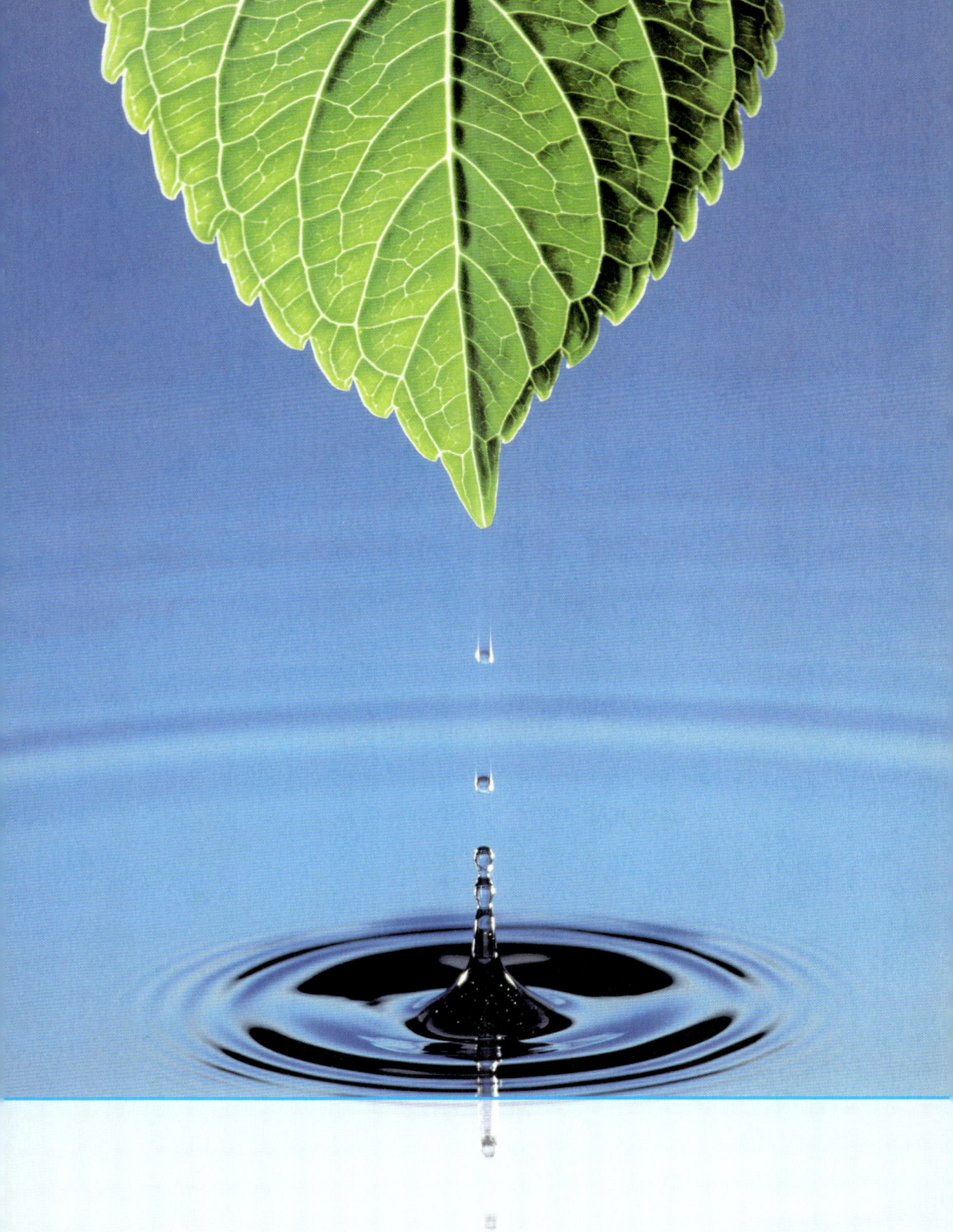

Homöopathie – Allopathie – Isopathie

In den meisten Apotheken und im Gespräch mit Ihrem Homöopathen stoßen Sie auf drei Begriffe: Homöopathie, Allopathie und Isopathie. Hier müssen Sie genau unterscheiden.

Homöopathie

Samuel Hahnemann führte 1807 den Begriff »Homöopathie« für sein Heilverfahren ein. Grundlegend dafür war und ist die Ähnlichkeitsregel (Ähnliches wird durch Ähnliches geheilt) und die Erfahrung:

▸ Schwache Reize entfachen die Lebenskraft.
▸ Mittlere Reize hemmen die Lebenskraft.
▸ Starke oder stärkere Reize heben die Lebenskraft auf.

Die homöopathischen Arzneien stammen aus dem Pflanzen-, Tier- und Mineralreich und werden in den unterschiedlichsten Verdünnungen, Potenzen genannt, angewandt.

Stoffe, die in hoher Dosis beim Gesunden bestimmte Symptome auslösen, bewirken in homöopathischer Verdünnung beim Erkrankten eine Stimulierung der Selbstheilungskräfte und damit die Heilung.

Allopathie

Diesen Begriff führte Hahnemann für die klassische Schulmedizin ein, also für jene Behandlung, bei der Arzneimittel eingesetzt werden, die Krankheitssymptomen unmittelbar entgegenwirken.

Ein paar Beispiele: Husten wird mit einem Hustenblocker wie Kodein behandelt, gegen Verstopfung werden Abführmittel verschrieben. Doch aus Sicht der Homöopathie sind Krankheitssymptome nie zufällig. Vielmehr bemüht sich der Organismus, aus eigener Kraft wieder gesund zu werden. Werden nun den Beschwerden entgegengesetzt wirkende Mittel gegeben, schwächt das den Körper. Ein zweites Problem der Allopathie liegt in der Dosierung: Je schwerer die Erkrankung, desto stärker müssen die Mittel sein – und damit wächst die Gefahr der schädigenden Nebenwirkungen.

Isopathie

Anfang des 19. Jahrhunderts wurde die Isopathie in Anlehnung an die Homöopathie entwickelt; sie behandelt Gleiches mit Gleichem. Das griechische Wort »iso« bedeutet gleich. Die Behandlung erfolgt mit den Stoffen, so genannten Nosoden, die die Erkrankung auslösen oder die durch das Krankheitsgeschehen im Körper gebildet werden. Diese werden meist nach den Regeln der homöopathischen Arzneibücher verdünnt und in geeigneten Potenzen angewandt.

Einige Beispiele: Um die Entstehung neuer Nierensteine zu verhindern, wird Calculi renali verschrieben – Nierensteine. Zur Ausheilung von Scharlach gibt man Scarlatinum – Scharlachbazillen. Bei Erkrankungen als Folge von Umweltgiften wie Holzschutzmitteln oder auch Amalgamfüllungen können z. B. Xyladecor oder Silberamalgam als Nosoden mit Erfolg eingesetzt werden. Bei Durchfall soll ein leichtes Abführmittel die Selbstheilungsreaktion des Darms unterstützen.

Die homöopathische Untersuchung

Die homöopathische Fallaufnahme, Anamnese genannt, ist das erste Gespräch zwischen Patienten und behandelndem Arzt; es dauert mindestens eine Stunde! Für den Homöopathen sind Aussehen,

Allopathisch eingesetzte Arzneimittel erzeugen im gesunden Körper meist einen den Krankheitssymptomen, die sie heilen sollen, entgegengesetzten Zustand.

Redeweise, Kleidung des Kranken nicht minder wichtig wie die Schmerzen, unter denen er leidet. Wie sitzt der Patient auf seinem Stuhl? Gerade, korrekt, steif? Oder lässig, locker? Ist er schweigsam oder redselig?

Symptomenverzeichnisse helfen dem Homöopathen

Die homöopathische Anamnese besteht u. a. aus dem Sammeln von Symptomen, die verschieden gewertet werden. Die Summe dieser Symptome führt zum gesuchten Simile, dem heilenden Mittel, und damit zur Behandlung. Da der Homöopath unmöglich die zu jedem Simile führende Symptomenreihe im Kopf haben kann, benutzt er Symptomenverzeichnisse, so genannte Repertorien, die das Vergleichen – auch Repertorisieren genannt – der Symptome des Patienten mit den zum Simile gehörenden erleichtern.

Nicht allein die aktuellen Beschwerden verweisen auf das geeignete Mittel; auch auf den Typ kommt es an!

Hektisch und unruhig oder schüchtern und ruhig?

Die homöopathische Behandlung richtet sich nie allein nach den Beschwerden, sondern immer auch nach der Persönlichkeit des Patienten. Magenschmerzen, unter denen ein nervöser, aufbrausender, ständig seine Untergebenen drangsalierender Mensch leidet, werden homöopathisch anders behandelt als Magenschmerzen eines schüchternen, zögernden, verklemmt Wirkenden.

Nicht nur die Beschwerden und der individuelle Typ sind in der Homöopathie zu beachten, sondern auch die Tatsache, wer sie hat und wann sie auftreten. Vormittags? Abends? Nachts? Ist die Erkältung ganz plötzlich aufgetreten, oder hat sie sich langsam eingeschlichen?

Das richtige homöopathische Mittel

Um das passende homöopathische Mittel zu finden, sind nach Hahnemann die »auffallenden, sonderlichen, ungewöhnlichen und eigenheitlichen Zeichen und Symptome des Krankheitsfalles besonders und fast einzig fest ins Auge zu fassen«. Das bedeutet: Nicht der Kopfschmerz ist bei einer Lebensmittelvergiftung ausschlaggebend für die Art der Behandlung, denn Kopfschmerzen sind sehr häufig bei Lebensmittelvergiftungen. Vielmehr sind die in dem speziellen Fall geschilderten Symptome entscheidend bei der Suche nach einem geeigneten homöopathischen Mittel: etwa Todesangst, Schwindelgefühl, kraftlose Beine.

Ist das passende Simile gefunden, wird es dem Patienten in Form von Tabletten, Tropfen, Kügelchen, den so genannten Globuli, oder Pulvern gegeben.

Tabletten, Globuli oder Tropfen?

▶ Tabletten und Pulver bestehen in ihrer Grundsubstanz aus Milchzucker. Da er schal süßlich schmeckt, sind die Tabletten manchen Patienten unangenehm; besonders Kinder mögen sie meist nicht.

▶ Die Globuli, kleine Kügelchen, werden aus Saccharose, also Rübenzucker, hergestellt. Sie sind gut zu dosieren und gelten als die praktischste Form homöopathischer Arzneien. Für Säuglinge und Kleinkinder können Sie die Globuli in Wasser auflösen.

▶ Die Tropfen enthalten meist 45-prozentigen Alkohol, deshalb dürfen Sie bei Kindern und Alkoholikern keine Tropfen einsetzen! Sie wirken in den niederen Potenzen bis D 4 meist kräftiger.

Die Behandlungsvorschläge in diesem Buch nennen fast immer Globuli. Sie sind handlich und lassen sich gut auf Reisen mitnehmen. Sollten Sie einmal nur Tabletten oder Tropfen statt Globuli erhalten können, so gilt die Umrechnungsformel:

> 3 bis 5 Globuli = 1 Tablette = 5 Tropfen

Der Umgang mit Globuli

▸ Bitte werfen Sie die Kügelchen, die beim Ausfüllen aus dem Fläschchen in die hohle Hand nicht benötigt werden, fort. Geben Sie sie nicht mehr in das Gefäß zurück, die Wirkung wird dadurch abgeschwächt!

▸ Verschließen Sie das Fläschchen, in dem Sie die Globuli aufbewahren, stets sorgfältig! Bei Feuchtigkeit lösen sie sich auf und können nicht mehr verwendet werden.

Ähnliches wird durch Ähnliches geheilt, so lautet der Grundgedanke der Homöopathie. Deshalb darf zur Behandlung von Erkrankungen nur das Arzneimittel in einer potenzierten Dosis verschrieben werden, das in hoher Dosis beim Gesunden ein ähnliches Krankheitsbild hervorruft.

Was bedeutet »potenzieren«?

Die Urtinkturen

Die homöopathischen Arzneimittel werden aus der so genannten Urtinktur hergestellt, so z. B.

▸ Belladonna, die Tollkirschenzubereitung, aus dem reinen flüssigen Tollkirschenextrakt

▸ Sulfurzubereitungen aus Schwefelblüte

▸ Sepiapotenzen aus den Tintenbeuteln des Tintenfisches.

Die Ausgangsstoffe für alle homöopathischen Urtinkturen stammen von Pflanzen, Tieren, Mineralien, Metallen und auch Krankheitserregern.

Urtinkturen wirken zu stark

Samuel Hahnemann verabreichte zu Beginn seiner Laufbahn ausschließlich Urtinkturen, wie es in der seinerzeit herkömmlichen Medizin üblich war, die den Symptomen entgegengesetzt wirkende Mittel einsetzte. Das ist in der so genannten Allopathie auch heute noch so. Die Reaktionen der Patienten auf die homöopathischen Urtinkturen waren derart heftig, oft sogar lebensbedrohlich, dass

Hahnemann begann, sie zu verdünnen. Dabei stellte er fest, dass seine Mittel umso wirksamer wurden, je mehr er die Urtinktur verdünnte und verschüttelte.

Verdünnen bedeutet potenzieren!

Da die Urtinktur durch die einzelnen Verdünnungen und das Verschütteln immer wirksamer wurde, musste Hahnemann diesen Produktionsschritt bei der Herstellung seiner Mittel neu benennen. Er schuf den Begriff »potenzieren«. Das bedeutet, einen natürlichen Stoff wirksamer machen; er wird durch die Verarbeitung potenter! Damit ist eine der Grundideen der Homöopathie angesprochen.

Die Hunderterpotenzen

Hahnemann verdünnte seine Urtinkturen in Hunderterschritten.
▸ Er mischte zunächst einen Teil der Urtinktur mit 99 Teilen Alkohol und erhielt so die erste Centesimalpotenz C1; die Bezeichnung kommt vom lateinischen »Centum«, was hundert bedeutet.
▸ Einen Teil der Potenz C1 verdünnte er mit weiteren 99 Teilen Alkohol und erhielt so C2.
▸ Dieses Verfahren der schrittweisen Verdünnung der Urtinktur ist beliebig weiter fortzusetzen.
Das stufenweise Potenzieren wird nach jedem Schritt mit einem zehnmaligen bzw. hundertmaligen kräftigen Schütteln bei der Herstellung von Flüssigkeiten oder einem einstündigen Verreiben bei der Herstellung von Pulvern, Globuli und Tabletten unterbrochen. Dieses Verfahren wird bis heute angewandt.
Und auf dieses stoßweise Schütteln oder Verreiben kommt es an! Es setzt jene energetischen Kräfte frei, die die Homöopathie auf vielen Gebieten unschlagbar macht. D. h., die Verarbeitung der ursprünglichen Stoffe setzt ihre Energien erst wirklich frei.

Alle homöopathischen Mittel werden in starker Verdünnung verordnet. Auch wenn die Wirkstoffe gar nicht mehr nachweisbar sind – sie wirken doch, denn die Heilkraft nimmt durch Verschütteln zu.

Das Verfahren reizt die Kritiker

Natürlich bietet die Vorgehensweise des Potenzierens gerade heute breite Angriffsflächen für die Kritik. Kann man nicht gleich einen Tropfen Urtinktur in den Starnberger See schütten, auf Wind und Wellen warten und dann einen Esslöffel voll zu sich nehmen?

Die Kritik übersieht jedoch den entscheidenden Prozess des Verreibens oder Verschüttelns. Theorien, die durch den Vorgang dieses Potenzierens freigesetzten Kräfte zu erklären, existieren bereits.

▶ Die einen sprechen von intramolekularer und intraatomarer Energie, die in biologische Energie umgewandelt wird.

▶ Andere spekulieren über geistige Botschaften, die von der Urtinktur an die verdünnte Lösung weitergegeben werden.

▶ Die moderne Physik ist mit der Quantentheorie dem Rätsel einen großen Schritt näher gekommen.

▶ Eine endgültige Erklärung ist jedoch noch nicht möglich.

Der Erfolg widerlegt die Kritik

Ein nicht zu widerlegendes Argument für die Homöopathie ist ihre hohe Trefferquote bei Kindern, Tieren und Pflanzen. Denn sie alle wissen nichts vom Gelehrtenstreit und fehlenden wissenschaftlichen Nachweis, bei ihnen zählt allein der Erfolg.

Frappierend: Selbst wenn ein Verdünnungsgrad erreicht wurde, bei dem von der Urtinktur kein einziges Atom mehr vorhanden ist, entfaltet sich die Wirkung des Mittels immer stärker.

Die Potenzstufe zeigt an, wie viele Verdünnungsschritte bei der Herstellung einer homöopathischen Arznei durchgeführt wurden.

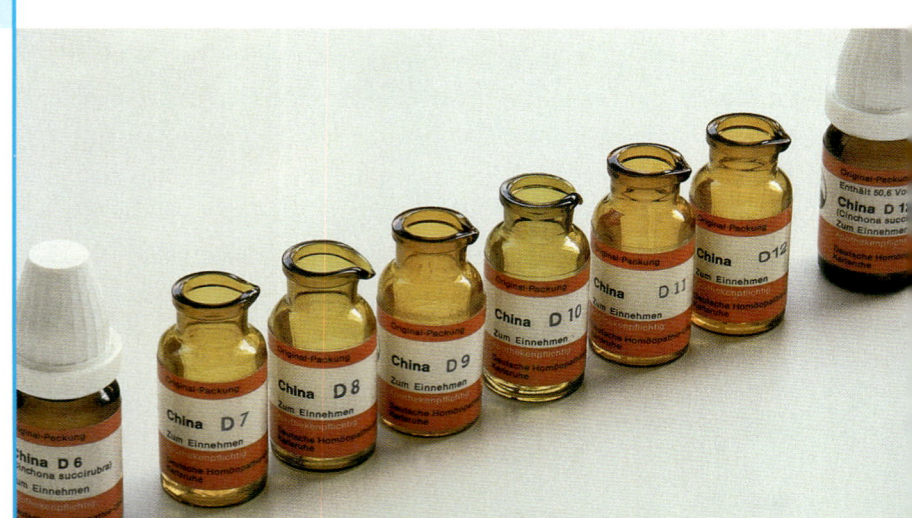

Erfahrung lehrt

Bewiesen ist die heilende Wirkung der homöopathischen Verdünnungen und Verreibungen bis jetzt nur aufgrund ungezählter Erfahrungen mit diesen Mitteln. Die Verdünnung nach dem Hahnemannschen Prinzip – das Verschütteln bzw. Verreiben einer natürlichen Urtinktur – und ihre wohldosierte Anwendung im Rahmen einer homöopathischen Behandlung kann der Beginn einer lang erhofften Genesung sein.

Die Potenzen

Wer sich mit Homöopathika beschäftigt, stößt auf mehrere Arten der Potenzierung und ihre entsprechend unterschiedlichen Bezeichnungen: D-Potenzen, C-Potenzen, LM-Potenzen, Q-Potenzen.
Sie alle haben ihre therapeutische Berechtigung und werden differenziert eingesetzt. Wie erreicht der Homöopath nun Globuli oder Tropfen der Potenz D6, C200, LM6 oder Q1?

D-Potenzen

▸ Man mischt einen Teil der Ursubstanz mit neun Teilen Alkohol; nach zehn kräftigen Schüttelschlägen erhält man die Potenz D1. Der Begriff leitet sich vom Lateinischen »decem« ab, das zehn bedeutet.
▸ Ein Teil D1-Verdünnung plus neun Teile Alkohol, vermischt in zehn kräftigen Schüttelschlägen, ergibt D2. Dieses Verfahren lässt sich beliebig fortsetzen.

C-Potenzen

▸ Ein Teil der Ursubstanz wird mit 99 Teilen Alkohol während 100 kräftigen Schüttelschlägen vermischt, es entsteht C1; der Begriff wird vom lateinischen »centum« abgeleitet, das 100 bedeutet.

Jedes Mittel existiert in D-, C-, Q- oder LM-Potenzen.
Sie bezeichnen die Art der Verdünnung.

▶ Ein Teil C1-Verdünnung wird mit 99 Teilen Alkohol nach 100 kräftigen Schüttelschlägen zu C2 usw.

▶ Die Reihe wird so lange fortgesetzt, bis beispielsweise C200 oder
noch höhere Potenzen erreicht sind.

LM-Potenzen

LM bedeutet ein Mischungsverhältnis von 1 zu 50 000. Die Potenzierung geschieht über Streukügelchen, so genannte Globuli, die mit
einem Tropfen der entsprechenden Lösung getränkt, aufgelöst und
wieder getränkt werden. LM6 bedeutet also ein sechsmaliges stu-
fenweises Dynamisieren in 50 000er Schritten.

Hahnemann war sehr genau: Er mischte einen Tropfen einer C3-
Lösung, die noch 0,000 000 000 4 Gramm der Ausgangssubstanz
enthielt, mit 99 Tropfen Alkohol, schüttelte 100-mal und ließ von dieser Mischung einen Tropfen auf 500 Milchpulverkügelchen in einem
Glaszylinder fallen. Der Tropfen verteilte sich fast gleichmäßig auf
die Kügelchen – nachweisbar durch eine Farblösung. Das Endergeb-
nis war eine Verdünnung von 100-mal 500, also 1 zu 50 000, die LM1.
Diese Potenzierung über Streukügelchen entwickelte Hahnemann
erst in seinen letzten Lebensjahren. Die LM-Potenzen werden auch
heute noch auf diese Weise zubereitet.

Die richtige Dosierung

▶ C-Potenzen wirken rascher.

▶ LM-Potenzen sind erfahrungsgemäß sehr sanft.

▶ Tiefere Potenzen von D4 bis D6 können öfter eingesetzt werden. Man
gibt 2 bis 3-mal je 5 – 7 Tropfen oder Globuli. Bei Kindern genügen
2 bis 3-mal je 3 bis 4 Globuli. In akuten Fällen kann die Dosierung vier-
tel- bis halbstündlich erfolgen, bis eine Besserung eintritt. Anschließend reduziert man die Dosierung auf drei, dann auf eine Gabe täglich.

Behandlungsdauer und Potenzierung

Akute Erkrankungen

▶ Bei akuten Beschwerden nehmen Sie das Mittel maximal 4-mal in den jeweils angegebenen Abständen.

▶ Erfolgt keine Besserung, können Sie das nächstähnliche Mittel einsetzen.

▶ Haben Sie auch jetzt keinen Erfolg, müssen Sie einen Homöopathen einschalten.

Chronische Erkrankungen

▶ Bei chronischen Beschwerden nehmen Sie das geeignete Mittel eine Woche lang in der empfohlenen Dosierung.

▶ Bessern sich die Beschwerden nicht, wechseln Sie auf das nächstähnliche Mittel. Stellt sich dann kein Erfolg ein, fragen Sie einen Homöopathen um Rat.

Verbessert, aber nicht geheilt?

▶ Werden die Beschwerden nach der anfänglichen Behandlung besser, klingen aber nicht völlig ab, dann nehmen Sie das Mittel 3 Tage lang in der Potenzierung C12: 1-mal täglich 5 Globuli.

▶ Führt dies nicht zum Erfolg, wenden Sie sich an einen Homöopathen.

Die Weiterpotenzierung

Höchst wirkungsvoll ist die so genannte Weiterpotenzierung:

▶ Sie nehmen zu Beginn der Behandlung 5 Tropfen, 3 bis 5 Globuli oder 1 Tablette mit einer mittleren Potenz, also etwa C6.

▶ Anschließend wird dieselbe Gabe in 1/2 Tasse abgekochtem und wieder abgekühltem Wasser aufgelöst und mit einem Hornlöffel (keinen Metalllöffel verwenden!) verkleppert – wie Sie Sahne schlagen.

▶ Von dieser Mischung wird in zweistündigen Abständen ein Schluck getrunken. Bei Besserung können Sie die Abstände vergrößern.

Eine pauschale Beurteilung der verschiedenen Dosierungen ist schwierig. Homöopathische Mittel wirken sehr individuell und damit bei jedem Patienten anders.

Intensive Düfte versus Homöopathie

▶ Wer homöopathische Mittel einnimmt, sollte unbedingt auf Präparate verzichten, die stark riechende ätherische Öle enthalten. Sie können die heilende Wirkung der Tabletten, Tropfen und Globuli aufheben!

▶ Lutschen Sie daher bitte keine Husten- oder Pfefferminzbonbons, und nehmen Sie möglichst keine eukalyptus- oder mentholhaltigen Hustensäfte! Bitte verwenden Sie auch keine kampferhaltigen Salben!

▶ Ebenso verboten sind Saunaaufgüsse mit ätherischen Ölen, Duftlampen, mentholhaltige Taschentücher! Bitte benutzen Sie jetzt auch keine stark duftenden Zahnpasten! Die Firma Wybert hat eine mentholfreie Paste herausgebracht, die gut verwendet werden kann.

▶ Fragen Sie Ihren Homöopathen auch nach Kaffee, Espresso, Cappuccino, koffeinfreien Kaffee, Colagetränken und koffeinhaltigen Schmerzmitteln: Sie wirken leider ebenfalls den homöopathischen Heilmitteln entgegen.

Wodurch und wann die Symptome besser oder schlechter werden, wann sie auftreten und wann sie sich ändern: Der Fachausdruck heißt Modalitäten.

Wenn es schlimmer wird, wird es besser!

Bei chronischen oder schon länger bestehenden Beschwerden kann es passieren, dass nach der Einnahme eines homöopathischen Mittels die so genannte Erstverschlimmerung eintritt: Bei rheumatischen Erkrankungen beispielsweise können Schmerzen und Schwellungen zunehmen, eine wochenlang schmerzende Verstauchung tut vorübergehend vielleicht doppelt weh.

Keine Angst! Es ist nichts anderes als ein Zeichen, dass Sie das richtige Präparat gefunden haben. Da die Homöopathie Ähnliches mit Ähnlichem behandelt, ist der entstandene Effekt laut Hahnemann eine »das ursprüngliche Übel etwas an Stärke übersteigende höchst ähnliche Arzneikrankheit«. Und diese Krankheit macht sich lediglich für kurze Zeit bemerkbar. Sie wird durch das Simile geheilt.

Ein Anruf bei Ihrem Arzt oder Ihrem Heilpraktiker kann bei einer Erstverschlimmerung nach der Einnahme homöopathischer Mittel immer Klärung bringen. Ist sie sehr stark und lästig, wird die nächste Einnahmedosis verringert.

Homöopathische Typen und ihre Konstitutionsmittel

Der Homöopath behandelt nicht die Krankheit, sondern den kranken Menschen. Er beobachtet all seine Symptome vor der Behandlung. Die Art der Schmerzen, die ein Patient schildert, ist ihm genauso wichtig wie beispielsweise seine Kleidung, seine Sprache, seine Reaktion auf äußere Einflüsse.

Ein Konstitutionsmittel für jeden Typ

Das Mittel, das mit dem gesamten Symptomenbild eines Menschen körperlich, geistig und emotional am meisten übereinstimmt, nennt man in der Homöopathie Konstitutionsmittel.

Sie nehmen zum ersten Mal ein homöopathisches Mittel? Die Beschwerden werden stärker? Keine Angst: Es kann eine Erstverschlimmerung sein, die zeigt, dass es wirkt! Konsultieren Sie jedoch sicherheitshalber Ihren Homöopathen.

Was sind Modalitäten?

Unter Modalitäten versteht man in der Homöopathie, welche äußeren Einflüsse oder Maßnahmen die Beschwerden bessern oder verschlechtern, z. B. Lage- oder Temperaturveränderungen, Tageszeiten, Gemütsverfassungen, Nahrungsmittel etc.

Um eine möglichst hohe Trefferquote bei der Mittelwahl zu erzielen, müssen nicht nur die Symptome, sondern auch die Modalitäten von Mittel und Krankheitsbild weitestgehend übereinstimmen.

Ein Patient wird z. B. als ein Arsenicum-album-(Arsen-), ein Pulsatilla-(Küchenschellen-), ein Calcium-carbonicum-(Austernschalen-)Typ bezeichnet, wenn er seinem homöopathischen Mittel – dem Arsen, der Pulsatilla, dem Calcium carbonicum – in seinem Gesamt-erscheinungsbild am ähnlichsten ist.

Vorsicht bei Konstitutionsmitteln!

▸ Konstitutionsmittel sind vielschichtig. Manchmal passen nur wenige der geschilderten Eigenschaften auf einen Patienten, oft lediglich zwei oder drei.

▸ Gerade sie aber weisen dem geschulten Jünger Hahnemanns den richtigen Weg bei der Einschätzung des Patienten und der Suche nach der erfolgreichen Behandlung.

Das Konstitutionsmittel im homöopathischen Sinn ist das Heilmittel, das dem Menschen in seiner Gesamtheit entspricht, seinem körperlichen, emotionalen und geistigen Symptomenbild ähnlich ist.

Den Typ erkennen

Nicht immer sind die jeweiligen Kennzeichen deutlich zu erkennen, meist wirken andere Merkmale in das entsprechende Gesamtbild hinein. Die Persönlichkeit wird von einer zweiten, oft auch dritten Eigenart bestimmt. Dann ist die Ähnlichkeit zu einem einzigen Konstitutionsmittel nicht mehr sehr groß, und es wird allein eine Heilung im Krankheitsfall nicht bewirken können.

Konstitutionsmittel stärken die Psyche

Konstitutionsmittel spielen eine herausragende Bedeutung in der Homöopathie, gerade auf der geistigen Ebene. Oft kann man sie bei verschiedenen auftretenden Krankheiten des Patienten einsetzen. Sie heilen vorzüglich und helfen außerdem, charakterliche Schwierigkeiten zu lindern.

Ein Typ – ein Mittel?

Wir sprechen von Arsen-, Pulsatilla-, Calcium-carbonicum-Typen, wenn ein Patient in seinem Gesamtbild dem Wirkungsspektrum von einem dieser natürlichen Stoffe am nächsten kommt. Meist überlagern sich einige homöopathische Mittel; eventuell durchläuft der Mensch im Lauf seines Lebens mehrere Typen hintereinander.

Vorsicht bei chronischen Erkrankungen!

Eine homöopathische Behandlung mit Konstitutionsmitteln oder homöopathische Gaben in sehr hoher Potenz können die Umwandlung chronischer Krankheiten in akute bewirken. Informieren Sie daher Ihren Homöopathen über lange bestehende Beschwerden.

Der Arsen-Typ – das sensible Rennpferd

Arsenicum album wird aus weißem Arsenoxid hergestellt, dem seit Urzeiten wohlbekannten Gift – nicht nur für alte Damen mit Spitzenhäubchen. Arsen untermauert vorzüglich die Theorie Hahnemanns, nach der das stärkste Gift, in homöopathischer Potenzierung angewandt, zum besten Arzneimittel wird.

Nervös und ängstlich

Der Arsen-Typ ist der übernervöse, unruhige, leicht erregbare Mensch. Er schwitzt bei der geringsten körperlichen Anstrengung, ist ständig getrieben von qualvoller Unruhe und leidet an brennendem Durst, den er jedoch nur mit kleinen Schlucken Flüssigkeit lindert. Nachts wacht er auf, von Todesangst getrieben, und denkt bei den kleinsten Unpässlichkeiten an unheilbare Krankheiten.

Informieren Sie sich über weitere homöopathische Typen und die für Sie infrage kommenden Konstitutionsmittel im Kapitel »Homöopathische Mittel von A bis Z« (Seite 198ff.).

Angina-pectoris- und Asthmaanfälle, die meist nachts auftreten, werden oft durch Arsenicum album gelindert oder geheilt. Arsen ist das Mittel der Wahl bei Lebensmittelvergiftungen, die meist mit absoluter Schwäche und spürbarem Verlust der Lebenskraft verbunden sind. Es ist oft auch bei Angstzuständen und Krebsleiden angezeigt.

Pedantisch und anspruchsvoll

Dieser Mensch ist pedantisch, ordentlich, pünktlich. Künstlerisch veranlagte, schöpferisch tätige Menschen gehören sehr oft diesem Typ an, ihr Perfektionismus treibt sie zu Höchstleistungen. Er muss sein Werk bestens gestalten; hat er es aber endlich zu Ende gebracht – nachdem er es verbessert, korrigiert, überarbeitet hat –, verliert er jegliches Interesse daran. Höchstleistung ist gefragt – Tag und Nacht. Arsenicum album ist das Kennzeichen des Typs, dem es unsagbar schwer fällt, Arbeit zu delegieren. Die Hausfrau organisiert alles bis aufs korrekt gesetzte i-Tüpfelchen.

Selbst kritisch – aber selten selbstkritisch

Kritik können sie nur schwer erdulden, denn sie wissen, was sie können. Klassensprecher, Vorsitzende von Elternbeiräten sind nicht selten von diesem Typ geprägt. Oft sind sie geizig, aus übergroßer Angst, irgendwann einmal arbeitslos zu werden und völlig zu verarmen. Vermieten sie ihre Ferienwohnung, geben sie lange Listen mit, um den Gebrauch der Räume und des Inventars zu erklären.

Bei Krankheit ungeduldig

Bei Krankheiten ist dieser Typ ungeduldig. Mit akribisch ausgearbeiteten Papieren geht er zum Arzt, so dass der Homöopath schon meist durch diese Eigenart weiß, wen er vor sich hat. Oft hat er schon viele Ärzte konsultiert.

Arsenicum album als homöopathisches Mittel

Arsenicum album ist eines der bedeutendsten und sehr heftig eingreifenden Konstitutionsmittel. Es kann Krankheiten an jedem Körperteil heilen. Es wirkt über das Nervensystem auf die Haut, auf Nieren und Herz, Drüsen und Verdauungskanal.

Modalitäten bei Arsen

Verschlechterung bei geringsten Anstrengungen, Kälte, nach Mitternacht, nach kaltem Essen und Getränken.

Der Pulsatilla-Typ – die »mollige Mutti«

»Windflower« heißt die Anemone auf Englisch, weil sie sich zart im Wind zur Seite neigt. »Wiesen-Küchenschelle« wird sie auf Deutsch genannt. Aus dieser kleinen Pflanze mit dem biegsamen Stängel wird ein Konstitutionsmittel hergestellt: Pulsatilla. Es ist ein typisches Frauenmittel, kann aber auch bei Männern und Jungen angewendet werden, die von liebenswürdiger Ausstrahlung sind. Die hübsche, reizende, manchmal etwas mollige Frau, die ihre Kinderschar wie eine Glucke um sich sammelt, das sanfte, ausgeglichene kleine Mädchen: Sie alle tragen Merkmale der Windflower in ihrem Wesen.

Sie ist umgänglich und flexibel, aber auch abhängig von anderen und gefühlsbetont. Diese Frauen sind Lebensgefährtinnen, die alles für den Liebsten tun und trotzdem unbemerkt führen und lenken. In all ihrer Liebenswürdigkeit verlangt sie aber, dass man sich um sie kümmert, wenn sie sich einsam fühlt. Sie ist die Mustergattin und die gesuchte Mitarbeiterin. Es macht ihr nichts aus, Verantwortung zu delegieren, sie zeigt oft wenig Eigeninitiative, beugt sich unter Tränen dem Stärkeren, den sie braucht, um sich an ihn zu lehnen.

Unentschlossen und schwankend

Sie ist unentschlossen, es fällt ihr schwer, sich zu entscheiden, welchen Mann sie wählen, welches Kleid sie anziehen, welches Theaterstück sie besuchen soll. Sie kann kreativ sein, poetisch, doch sie lebt in ständig schwankenden Stimmungslagen. Windflower streitet kaum, weint gern, ist die liebevolle, fürsorgliche Mutti oder der treusorgende Vater, wenn die Pulsatilla-Anteile bei ihm überwiegen.

> Jedes Konstitutionsmittel kann für die allgemeine Stärkung des betreffenden Typs genutzt werden. Lernen Sie sich selbst anhand der Typbeschreibungen besser kennen.

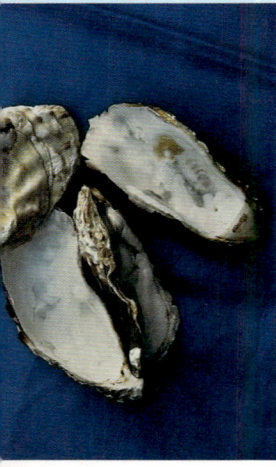

Charakteristisch für Pulsatilla-Typen ist die nahezu völlige Durstlosigkeit. Fette Speisen vertragen sie nicht.

Das Ausgangsmaterial für Calcium carbonicum Hahnemanni sind Austernschalen.

Ihre Schmerzen wandern

Wenn sie Schmerzen haben, wandern sie scheinbar grundlos vom Magen zum Kopf, vom Hals in die Gelenke, um ganz plötzlich wieder zu verschwinden. Dieser Typ Frau weint beim Lachen, sie ist innerhalb kürzester Zeit erschöpft und müde.

Pulsatilla als homöopathisches Mittel

Pulsatilla wird mit Erfolg bei Menstruationsbeschwerden eingesetzt. Es wirkt aber auch bei anderen Beschwerden: Hämorrhoidalleiden, Lebererkrankungen, Augen- und Ohrenleiden.

Modalitäten bei Pulsatilla

Verschlechterung in warmen Räumen und abends. Besserung in frischer Luft und im Freien.

Der Kalzium-Typ – das ewige Kind

Das Konstitutionsmittel Calcium carbonicum wird aus dem Kalk der Austernschale gewonnen, um in der Homöopathie angewendet zu werden. Es ist ein weit verbreitetes Mittel; nahezu alle Kinder durchlaufen einmal eine Calcium-carbonicum-Zeit, vielen Menschen hilft dieses Konstitutionsmittel ihr ganzes Leben hindurch.

Träge und schwerfällig

Das träge, schwerfällige, dickliche Kind, mit rundlichem Kopf und Pausbacken, ist sehr oft ein Kalzium-Typ. Es schwitzt viel und leicht an Kopf und Füßen, hat einen schlaffen, weichen Händedruck.

Gutmütig, aber launisch

Zufrieden zieht es durch seine kleine Welt, lässt sich gutmütig von älteren Geschwistern ärgern und schiebt die Hausaufgaben unend-

lich lange vor sich her. Dennoch lernt es gut, wenn es sich einmal ent-
schlossen hat, eine Aufgabe anzugehen. Unvermutet bekommt es
Wutanfälle, sehr zur Verwunderung seiner Umgebung. Aber irgendwann müssen sich auch diese Kinder wehren! Meist jedoch spielen
sie stundenlang vor sich hin, sind lieb und selbstvergessen, »pflegeleicht« und voll innerer Ruhe.

Ein wenig schüchtern, ein wenig träge, eigenartig matt und mutlos
warten sie. Sie harren quasi wie eine Auster, oft auch noch als
Erwachsene, auf das Sandkorn – auf Calcium carbonicum in homöopathischer Potenz –, das den Anstoß geben kann, die glänzende Perle
zu produzieren: Besserung ihres momentanen Leidens, ja sogar ein
Aufwachen aus ihrem naiven Dasein als ewiges Kind.

Calcium carbonicum als homöopathisches Mittel

Hier haben wir das Kinderheilmittel schlechthin, es ist das Basismittel der homöopathischen Kinderheilkunde. Aber auch Reisekrankheiten lassen sich gut mit Calcium carbonicum heilen.

Viele Kinder des Kal-
zium-Typs verlangen
auffallend oft nach
Eiern, vertragen
jedoch keine Milch:
Schon der kleine
Körper weiß instink-
tiv, was ihm fehlt.

Die homöopathische Selbstbehandlung

▶ Bei akuten Beschwerden nehmen Sie das empfohlene Mittel 4-mal in
den angegebenen Abständen. Erfolgt keine Besserung, probieren Sie das
nächstähnliche Mittel.

▶ Bei chronischen Beschwerden wie z. B. Ischias nehmen Sie die Arznei in
der empfohlenen Dosierung 1 Woche. Bei Misserfolg versuchen Sie das
nächstähnliche Mittel.

▶ Werden die Beschwerden geringer, verschwinden aber nicht völlig, dann
nehmen Sie das empfohlene Mittel 3 Tage in der Potenzierung C12, 1-mal
täglich 5 Globuli. Dann nehmen Sie noch 1 Tag 1-mal 3 Globuli C30. Führt
auch dies nicht zum Erfolg, suchen Sie bitte einen Homöopathen auf.

Hier können Sie alles über Linderung und Heilung großer und kleiner Beschwerden des täglichen Lebens nachlesen.

Homöopathie für die ganze Familie

Hilfe zur
Selbsthilfe

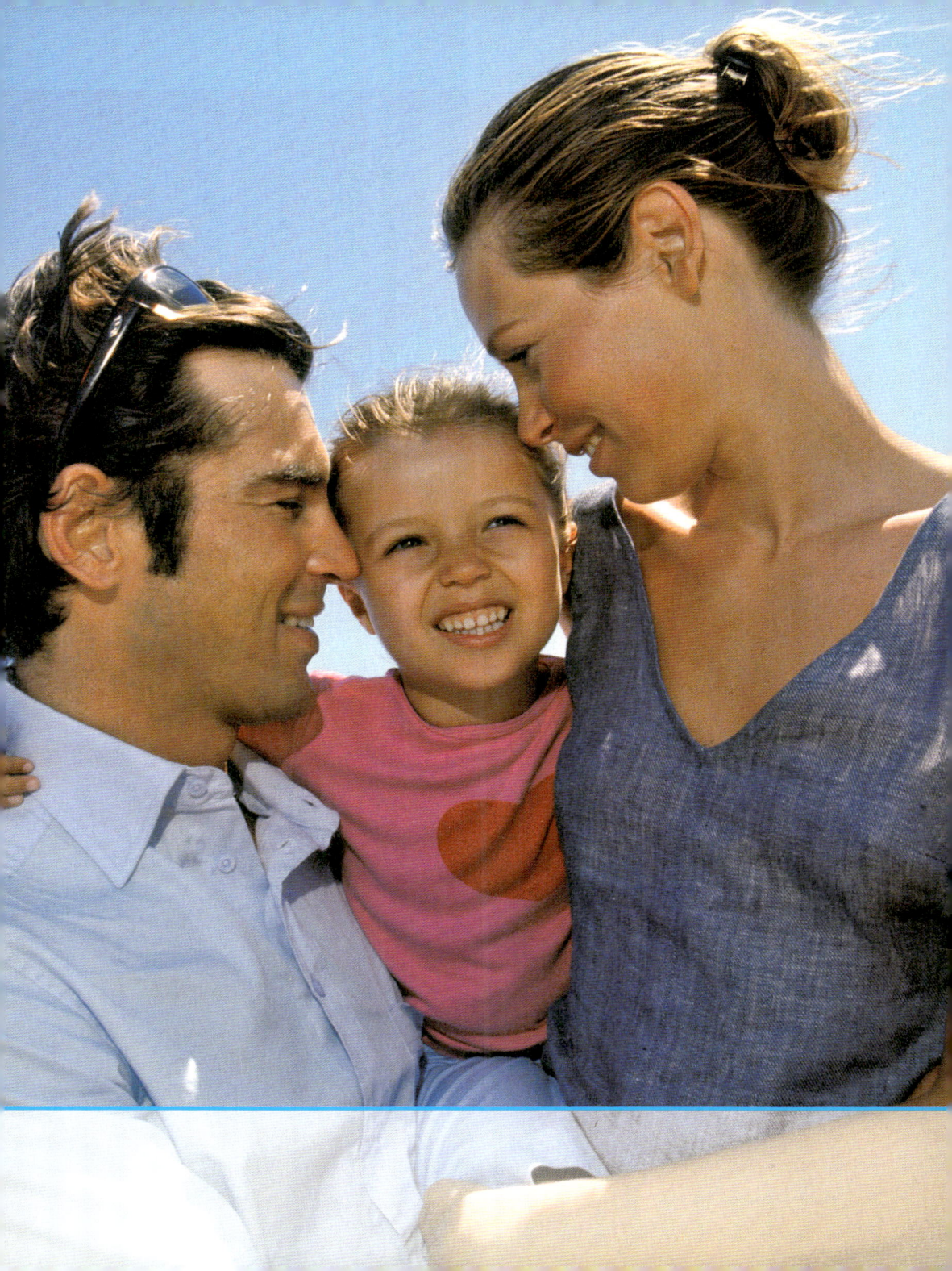

Ganzheitlich heilen von A bis Z

Akne

Juglans regia bei gewöhnlicher Akne

Dosierung
2-mal täglich
5 Globuli
Juglans regia C3

Bei ganz gewöhnlicher Akne im Gesicht, an Schulter und Rücken usw. hilft Juglans regia. Jucken und Prickeln der Haut bei Hitze sind typisch.

Modalitäten

Durch Kratzen verschlechtert sich die Akne.

Kalium bromatum für pubertäre Akne

1-mal täglich
5 Globuli Kalium
bromatum C6

Für die besonders lästige Akne im jugendlichen Alter, in der Pubertät, ist Kalium bromatum das geeignete Mittel. An Brust, Schultern und Gesicht bilden sich die lästigen Pickel. Verbunden ist die Akne oft mit starkem Juckreiz überall am Körper. Bräunlich, hart und juckend sind die Pickel. Das Sekret ist rahmartig. Besonderes Kennzeichen: Benommenheit im Kopf, nervöse Unruhe, besonders der Hände.

Modalitäten

Schlechter während der Periode.

Selenium für Jugendliche

1-mal täglich
5 Globuli
Selenium C12

Wenn es sich um die lästige Jugendakne handelt, hilft Selenium. Bei kleinen, juckenden Bläschen in fettiger Haut und dem typischen Salbengesicht ist es das Mittel der Wahl. Oft ist ein gewisses Hitzegefühl vorhanden. Mitesser entstehen bei öliger Hautoberfläche. Trockene, schuppige Ausschläge kommen in den Handinnenflächen dazu. Auch Jucken an den Fingergelenken und zwischen den Fingern sowie eine Neigung zum Schwitzen sind charakteristisch.

Modalitäten

Vor und während der Menstruation verschlechtert sich die Akne. Trotz Frostigkeit wird Wärme nicht vertragen.

Den Darm entgiften – für die Haut

Bei starker und lang andauernder Akne ist es empfehlenswert, Stuhluntersuchungen vorzunehmen, um einen eventuellen Befall mit Darmparasiten – z. B. Salmonellen, Pilze – vorab zu behandeln. Zur Darmentgiftung bei Akne und Hautunreinheiten empfehlen wir Luvos Heilerde innerlich oder Birkenkohlekapseln (aus der Apotheke).

Sulfur jodatum bei Eiterpickeln mit rotem Rand

Dosierung
1-mal täglich
5 Globuli
Sulfur jodatum C6

Jugendakne behandeln Sie mit Sulfur jodatum, wenn um die befallenen Hautstellen ein dunkelroter Rand besteht. Auch bei Bartflechte ist das Mittel anwendbar. Eiternde Knötchen im Gesicht und rote Flecken auf rauer Haut sind weitere Kennzeichen für Sulfur jodatum. – Das Mittel ist rezeptpflichtig bis einschließlich D3 und C1.

Abrotanum gegen Bläschen

2-mal täglich
5 Globuli
Abrotanum C3

Stark juckende, kleine, wässrige Bläschen, auch kleine, rote Flecken oder weiße Pusteln dicht an dicht verweisen auf das Mittel Abrotanum. Charakteristisch ist die feine Zeichnung der Venen im Gesicht – »Besenreisergefäße«. Haarausfall und Blutschwamm (Hämangiom) können daneben auftreten.

Calcium carbonicum für blasse, kalte Haut

Dosierung
1-mal täglich
5 Globuli Calcium
carbonicum C12

Blasse und kalte Haut, häufig vergrößerte Lymphknoten verweisen auf das Mittel Calcium carbonicum. Die Betroffenen vertragen keine Milch, obwohl sie zuweilen durchaus Verlangen danach haben. Sie schwitzen schon bei kleinen Anstrengungen, sogar bei Kälte. Nachtschweiß, besonders am Hinterkopf und im ersten Schlaf, sind weitere Zeichen. Die Akne wird durch Wasser beim Waschen stärker.

Hepar sulfuris für trockene Haut

1-mal täglich
5 Globuli
Hepar sulfuris C12

Starke Akne bei trockener Haut, Pickel meist mit Eiter deuten auf Hepar sulfuris. Der Patient friert leicht, ist empfindlich gegen kalte Luft. Er bekommt Halsentzündungen durch kalte Luft oder kalte Getränke.

Silicea

2-mal täglich
3 Globuli Silicea C12

Bei Pickeln, Mitessern und Furunkeln hilft Silicea. Begleitende Kennzeichen sind Haarausfall, frühzeitiges Ergrauen, weiße Flecken an den Fingernägeln. Die Nägel sind verdickt, brechen leicht ab oder sind gespalten bzw. verkrüppelt. Die Hände und Füße sind immer kalt, häufig feucht.

Homöopathie für Kinder

Generell behandeln Sie Kinder mit den gleichen homöopathischen Mitteln wie Erwachsene. Aber beachten Sie die Dosierung: Säuglinge und Kleinkinder erhalten lediglich zwei Drittel der im Buch angegebenen Mengen. Ältere Kinder erhalten die gleichen Mengen wie Erwachsene. Bedenken Sie: Homöopathische Tropfen kommen für alle Kinder wegen des Alkoholgehalts kaum infrage! Den schal süßlichen Geschmack der Milchzuckertabletten mögen viele Kinder nicht; ideal sind Globuli, die Sie auflösen können, wenn Kleinkinder sie nicht schlucken wollen.

Angina

Gegen eitrige Mandeln, genannt Angina, werden von der Schulmedizin umgehend Antibiotika empfohlen, um die gefürchteten Folgeschäden auszuschließen. Denn vereiterte Mandeln können streuen und Gelenk-, Herzklappen-, Nieren-, Nerven- und Muskelentzündungen nach sich ziehen.

Hier bietet die homöopathische Behandlung eine nebenwirkungsfreie und schnell wirkende Alternative. Zu Halsschmerzen siehe auch Seite 72ff.

Bryonia bei Angina nach Überhitzung

Die Halsschmerzen treten meist nach Überhitzung mit nachfolgender Abkühlung durch Eis oder zu kalte Getränke auf. Der Mund ist trocken, anfangs besteht Durstlosigkeit. Der Kranke hat das Gefühl, dass ihm etwas Hartes im Hals steckt, das das Schlucken schmerzhaft behindert. Der trockene und raue Rachen macht das Sprechen schmerzhaft. Wenn Durst aufkommt, dann ist er nicht häufig, sondern große Mengen werden auf einmal getrunken.

Die Halsschmerzen werden schlechter durch das Berühren des Halses, Kopfbewegung oder Beugen des Kopfes nach unten.

Der Kranke möchte in Ruhe gelassen werden, Gesellschaft, Bewegung oder Sprechen tun ihm nicht gut. Wenn seine Umgebung ihn nicht respektiert und er sich darüber aufregt, verschlimmert dies seinen Zustand noch weiter.

Ignatia bei Angina nach Enttäuschung

Die Beschwerden treten oft nach schweren Enttäuschungen auf. Ignatia ist eines der Hauptmittel bei Globus hystericus, einem ständigen Kloßgefühl im Hals. Auch bei Halsentzündungen mit Eiterbil-

Halsschmerzen, Schluckbeschwerden, roter Rachen? Hier können die Mandeln vereitert sein. Gehen Sie mit solch ernst zu nehmenden Erkrankungen zu einem homöopathisch ausgebildeten Arzt oder Heilpraktiker.

Dosierung

Alle 2 Stunden
3 Globuli Bryonia C6

2–3-mal täglich
5 Globuli Ignatia C6

dung wird es benötigt, wenn die Schmerzen beim Schlucken verschwinden, aber anschließend wieder zurückkehren.

Für das ganze Mittel typisch sind die paradoxen Symptome. Hier verschlimmern sich die Beschwerden beim Trinken, während die Schmerzen beim Essen umso mehr nachlassen, je fester und härter die Nahrung ist.

Nux vomica nach Überforderung und Stress

Dosierung
Alle 2–3 Stunden
3 Globuli
Nux vomica C6

Die Halsregion ist rot und schmerzt wie verätzt. Das Vorbeistreichen kalter Atemluft schmerzt stark. Warme Getränke bessern die Beschwerden. Das Schlucken von Speichel oder Speisen schmerzt zwar, doch anschließend nimmt der Schmerz erst richtig zu.

Angina mit Abszess

Hepar sulfuris für Gereizte

Alle 2 Stunden
3 Globuli Hepar
sulfuris C12

Hepar sulfuris verhindert eine Ausbreitung der eitrigen Entzündung in die Tiefe, den so genannten Tonsillarabszess, wenn die folgenden Symptome zutreffen: Ohne Rötung des Rachenraums sind die Gaumenmandeln vereitert. Stechende oder splitterartige Schmerzen sind typisch, besonders beim Schlucken. Beim Gähnen oder Kopfdrehen erstrecken sich die Schmerzen bis zu den Ohren. Sie werden als ungewöhnlich stark empfunden. Jede Art von Kälte – kalte Zugluft, kalte Halswickel oder kalte Getränke – verschlimmern, ein warmer Schal um den Hals und warme Getränke lindern die Beschwerden.

Die Halsschmerzen werden durch Unterkühlung, durch Zugluft oder kalte Luft ausgelöst. Der Kranke friert leicht, auch bei Fieber, und ist empfindlich gegen den geringsten Luftzug oder die geringste Abkühlung, z. B. beim Ausziehen. Daher deckt er sich im Fieber trotz starken Schwitzens nicht auf.

Vorsicht vor einer Mandeloperation

Eine vorsorgliche Entfernung der Mandeln ist meist abzulehnen, denn die Mandeln sind absolut nicht überflüssig. Sie sind eine Art Wächter des Nasen-Rachen-Raums und haben u. a. die Aufgabe, Entzündungen auf ihrer Oberfläche oder in ihrem Inneren zu bekämpfen und die Erreger von den wichtigeren oder empfindlicheren Organen fern zu halten.

So stellt eine Mandelentzündung meist nicht die eigentliche Krankheit, sondern eine »Stellvertreter«-Erkrankung dar. Nach einer Entfernung der Mandeln verlagert sich der Krankheitsprozess nämlich gern auf die Rachendachmandel (Polypenwachstum), die Zungengrundmandel, die Seitenstränge, den Blinddarm – in der Volksmedizin Darmmandel genannt – oder die Bronchien.

Er ist meist schlechter Laune. Die Menschen in seiner Umgebung reizen ihn, manchmal ist der Behandler an allem schuld, ohne dass er einen Fehler gemacht hat.

Silicea für milde, nachgiebige Menschen

Wie bei Hepar sulfuris können die Gaumenmandeln akut oder chronisch entzündet sein, und es besteht die Gefahr der Abszessbildung. Auch für Silicea sprechen die folgenden Merkmale: Die Halsschmerzen entstehen durch Unterkühlung und werden beim Schlucken schlimmer. Der Unterschied zu Hepar sulfuris: Ein Mangel an Lebenswärme fällt auf. Der Patient ist immer frostig und friert besonders an Füßen, Händen und Kopf. Er trägt daher gern warme Kopfbedeckungen und verlangt heiße Umschläge oder Wickel auf den entzündeten Hals. Bei kalten Füßen erkältet er sich schnell. Er

Dosierung
Alle 2 Stunden
3 Globuli
Silicea C12

schwitzt am Kopf. Der sehr übel riechende Fußschweiß lässt die Haut zwischen den Zehen wund werden, obwohl er sich die Füße täglich wäscht. Er hat zwar großen Hunger, aber wenig Appetit. Seine Lieblingsspeisen und Süßigkeiten schmecken nicht mehr, dennoch isst er größere Mengen. Er gibt schnell auf und besitzt wenig Selbstvertrauen, erscheint nach außen oft stur und renitent, ist aber meist liebenswürdig.

Sofort zum Arzt!

Treten im Verlauf der Selbstbehandlung eines oder mehrere der folgenden Zeichen auf, so müssen Sie sich umgehend an einen Arzt oder erfahrenen Homöopathen wenden:

▸ Unruhe und Erregung gehen über in Schwäche.

▸ Geistige Abwesenheit oder Delirium beginnen.

▸ Das Gesicht wird blassblau, kühl und aufgedunsen.

▸ Die Atmung wird schneller und kurz.

▸ Der Puls wird schnell und klein oder – noch schlimmer – klein und langsam.

▸ Das Fieber sinkt plötzlich ab und steigt im Schüttelfrost wieder rasch an.

▸ Die Pulsfrequenz nimmt nicht mit der Fieberhöhe zu.

▸ Die Schleimhäute, besonders in der Umgebung der Mandeln, werden schmierig und rötlich blau.

▸ Geschwüre treten im Mundraum auf.

▸ Die Zunge wird braun und trocken oder hochrot, wie lackiert.

Auch in diesen fortgeschrittenen Stadien kann eine homöopathische Behandlung noch mit Erfolg begonnen werden, doch hier benötigen Sie unbedingt einen erfahrenen Therapeuten!

Angina mit Gefahr der Streuung

Arsenicum album bei ärgerlicher Unruhe und großer Schwäche

Dosierung
Alle 2 Stunden
3 Globuli Arsenicum
album C12

Die Eiterstippen fließen zu schmierigen dunklen Belägen zusammen. Fauliger Mundgeruch fällt auf, und Zahneindrücke sind an den Zungenrändern sichtbar. Wegen des trockenen Munds trinkt der Kranke häufig warmen Tee in kleinen Schlucken, obwohl er fast nichts schlucken kann. Die Angina wurde durch Unterkühlung hervorgerufen. Die Schmerzen verschlimmern sich durch kalte Getränke, durch warmen Tee werden sie besser. Besonders süße, warme Getränke lindern die brennenden Halsschmerzen, am besten wirkt meist mit Kandiszucker gesüßte, heiße, verdünnte Milch; nehmen Sie zur Hälfte Milch und Wasser.

Der Kranke ist sehr besorgt um seinen Zustand. Er macht sich viele Gedanken darüber, befragt den Arzt sehr genau, liest in Gesundheitsratgebern nach. Aufgrund seiner Ängste mag er nicht gern allein sein. Er ist sehr unruhig, besonders im Liegen wechselt er ständig die Lage als Ausdruck seiner inneren Unruhe. Er steht auf und geht herum, doch die große Schwäche zwingt ihn, sich wieder hinzulegen. Nachts stöhnt er.

Sein Körper ist kalt, Wärme – Wickel oder die Wärmflasche – bessert seinen Zustand. Nachts, besonders zwischen ein und drei Uhr, nehmen alle Beschwerden zu.

Baptisia bei großer Schwäche mit Gleichgültigkeit

Jede Stunde
3 Globuli
Baptisia C6

Befund und Befinden schlagen bald in ein ernstes Krankheitsbild um: Die dunkelrote Farbe der Mundschleimhaut und der Gaumenmandeln geht in stinkende Geschwüre mit Belägen über, die anfangs starken Schmerzen beim Schlucken lassen fast nach, das hohe Fieber mit Unruhe und Erregung verwandelt sich rasch in starke Schwäche mit Gleichgültigkeit.

Die Zunge zittert beim Herausstrecken; oft trägt sie einen Streifen in der Mitte, die Ränder sind rot. Das Zäpfchen ist dunkelrot. Der Kranke kann nur noch kalte Flüssigkeit schlucken.

Lachesis bei Angst gegenüber allem Beengenden

Dosierung
Jede Stunde
3 Globuli
Lachesis C6

Rachen und Gaumenmandeln sind trocken, stark geschwollen und purpurfarben bis blaurot. Der Hals ist äußerst empfindlich, deshalb lässt sich der Kranke ungern den Rachen untersuchen. Die geringste Berührung des Halses, der Druck von Kragen und Schal und auch das Räuspern sind sehr unangenehm. Die linke Halsseite ist meist schlimmer betroffen, manchmal ist auch nur die linke Mandel geschwollen, oder die Schmerzen beginnen links und wandern nach rechts.

Die Beschwerden verschlimmern sich durch äußere Wärme und warme Getränke. Kalte Getränke verursachen während des Schluckens zwar Schmerzen, doch hinterher bessert sich der Zustand deutlich. Die beim Leerschlucken auftretenden Schmerzen erstrecken sich ins – meist linke – Ohr. Nach dem Schlafen nehmen die Schmerzen noch zu.

Typisch sind auch übersteigerte Angstgefühle, die Angst gegenüber allem Beengenden – am Hals, am Körper, in Beziehungen –, Ängste beim Einschlafen, angstvolles Erwachen nachts mit Atemnot und dem Bedürfnis nach kalter, frischer Luft.

Pyrogenium, wenn es kritisch wird

Alle 2 Stunden
3 Globuli
Pyrogenium C12

Das Krankheitsbild ist kritisch. Die Zunge ist sehr trocken und meist rot. Es besteht starker Durst. Die Eiterherde fließen zu schmierigen dunklen Belägen zusammen, typisch ist ein faulig stinkender Mundgeruch. Den Fieberschüben geht ein kalter Schauer im Rücken voraus. Eine Diskrepanz zwischen der Puls- und Temperaturkurve tritt auf: Entweder ist der Puls sehr schnell und die Temperatur mäßig erhöht, oder der Puls schlägt langsam und die Temperatur ist hoch. Der Kranke ist sehr unruhig, er wechselt dauernd seine Lage. Durch das Gefühl der Zerschlagenheit erscheint ihm sein Bett unangenehm hart. Die Beschwerden verschlimmern sich durch Kälte.

Bettnässen

Ein heikles Thema in vielen Familien ist das Bettnässen von Kleinkindern, das sich in manchen Fällen bis in die Schulzeit erstreckt. Bei den einen wird es für eine kleine Schwäche gehalten und als normal hingestellt. Bei anderen wird es möglichst vertuscht, aus Scham und Peinlichkeit oder aus dem Gefühl heraus, dass mehr dahinter steckt: Bettnässen als Spitze des »psychischen Eisbergs«.

Was ist normal?

Bettnässen ist nach dem dritten Lebensjahr keine normale Erscheinung mehr, sondern Ausdruck einer gestörten Konfliktverarbeitung. Es ist empfehlenswert, das Kind nicht zu schimpfen und wenig über das Bettnässen an sich zu reden. Stattdessen fragen Sie bitte, wie sich das Kind fühlt, und sprechen Sie mit ihm über die Probleme, die es bedrückt.

Einige wichtige Fragen sollten Sie vorab klären:

▶ Seit wann besteht das Bettnässen bei Ihrem Kind?

▶ Zu welcher Uhrzeit – nachts oder tagsüber – nässt das Kind meistens ein?

▶ Welches Erlebnis, welcher Konflikt könnte damit in Zusammenhang stehen?

▶ Welche sonstigen Besonderheiten weist das Kind auf?

Mit dem Wasserlassen ist das so eine Sache: Im Gegensatz zur Darmkontrolle, die rund 90 Prozent der dreijährigen Kinder beherrschen, ist das Lerntempo für die Kontrolle der Blase individuell sehr unterschiedlich.

Die Aufarbeitung
eines Konflikts, der
sich in Bettnässen
äußert, ist ein
Gewinn für die
ganze Familie!

Das hilft bei Bettnässen

Je nach Schwere und Dauer des Bettnässens sowie Alter des Kindes
sollten Sie einen Homöopathen und einen (Kinder-)Psychotherapeuten
hinzuziehen.

Geeignete Mittel für Kinder

Acidum benzoicum, Acidum phosphoricum, Argentum nitricum, Arsenicum album, Belladonna, Calcium carbonicum, Capsicum, Causticum, Cina,
Dulcamara, Equisetum, Ferrum metallicum, Gelsemium, Ignatia, Kalium
phosphoricum, Kreosotum, Lycopodium, Magnesium phosphoricum,
Natrium muriaticum, Pulsatilla, Sepia, Silicea, Staphisagria, Sulfur, Tuberculinum bovinum

Dosierung

Sofern nicht anders angegeben, sollten Sie die Mittel wie folgt dosieren:
▸ 1 Woche lang 1-mal täglich 3 Globuli LM6 auf der Zunge oder in einem
Schluck Wasser (ohne Kohlensäure) 15 Minuten vor dem Frühstück im
Mund zergehen lassen.
▸ In der zweiten Woche keine Arznei.
Stellen Sie eine Besserung fest, so geben Sie dasselbe Mittel in der nächst-
höheren Potenzierung LM12 folgendermaßen:
▸ 5 Tage lang 1-mal täglich 3 Globuli.
▸ Anschließend 1 Woche lang Pause.
▸ Erfolgt das Bettnässen noch gelegentlich oder tritt es nach einer länge-
ren Pause wieder vermehrt auf, dann geben Sie die Potenz LM18 3 Tage
lang 1-mal täglich 3 Globuli wie oben beschrieben. Dann setzen Sie die
Behandlung ab.
▸ Falls das Kind wieder einnässt: 3 Tage lang LM24, oder wenden Sie sich
an einen Homöopathen.

Ein zweites Mittel bei Misserfolg

Falls Sie keine Veränderung feststellen, können Sie sich für ein zweites,
nächstähnliches Mittel entscheiden.

Bettnässen im ersten Schlaf

Hierunter verstehen wir in der Homöopathie, dass das Kind in den ersten zwei Stunden nach dem Einschlafen bereits einnässt. Beobachten Sie das Kind aufmerksam; die weiteren Symptome führen Sie zu dem geeigneten Mittel und zum Erfolg.

Acidum phosphoricum für Gleichgültige

Die Kinder fallen durch ihre Gleichgültigkeit gegenüber vielen Dingen und durch ihre Konzentrationsschwäche auf. Da Denken und Lernen sie schnell erschöpfen, schwinden ihnen bald die Gedanken, oder sie fühlen sich schlecht. Gedächtnisschwäche ist ein typisches Kennzeichen.
Sie sind introvertiert und schweigsam. Sie mögen nicht reden und brauchen oft lange für ihre Antworten. Angstvolles Erwachen nach schrecklichen Träumen von Phantomgestalten oder Toten ist möglich; ebenso Stöhnen oder Lachen im Schlaf.

Acidum benzoicum für Reizbare

Hier ist die Beschaffenheit des Urins von ausschlaggebender Bedeutung: dunkelrot oder braun wie Weinbrand, scharf, wund machend, mit stechendem Geruch wie Pferdeharn oder Salmiakgeist. Der Urin füllt das ganze Zimmer mit seinem Geruch und färbt die Bettwäsche oft braun. Die Kinder sind reizbar, widerspenstig und lassen sich nur durch Herumtragen auf dem Arm beruhigen.

Kreosotum für Launische

Das Kreosotum-Kind ist launisch und reizbar, verlangt vieles und wirft es dann weg. Als Säugling schrie es viel, wollte ständig an die Brust, meist mochte es aber nur nuckeln. Nachts wollte es nahe bei der Mutter liegen und pausenlos gestreichelt werden.

Bettnässen ist bei jedem Kind anders! Die einen verlieren nur einige Tropfen, bei anderen ist das ganze Bett nass; einmal passiert es gleich nach dem Einschlafen, einmal am frühen Morgen.

Es wuchs rasch, das Zahnen war ein Alptraum: Das Kind schrie die ganze Nacht, hatte Durchfall oder wurde krank. Das Zahnfleisch war blaurot und geschwollen. Die Zähne kamen schon mit schwarzen Spitzen durch, oder zunächst gesunde Zähne brachen nach einigen Monaten am Zahnhals ab und wurden dann schwarz.

Das Kreosotum-Kind isst schlecht. Es hat eine Vorliebe für geräuchertes Fleisch und heißen Kakao, es will sich vorwiegend davon ernähren. Auf Schwarzbrot bekommt es Blähungen und Durchfall. Isst es verschiedene Lebensmittel durcheinander, bekommt es Bauchkrämpfe.

Zu Beginn der Nacht schläft es sehr tief, es ist dann kaum wachzurütteln. Der Urin ist hell, von größerer Menge und oft übel riechend. Generell sind die Ausscheidungen oft übel riechend und ätzend.

Sepia für schwer zugängliche Kinder

Das Sepia-Kind, in den meisten Fällen ein Mädchen, fällt meist durch seine negative Grundeinstellung auf. Es ist oft schwermütig, launisch, lustlos und verschlossen. Egal, ob man sich um es bemüht, es fordert, Druck macht oder es trösten will, es weist einen zurück, wird ärgerlich, schmollt oder weint. Es lässt sich auch kaum auf den Schoß nehmen, sondern schiebt einen weg und entzieht sich.

Es ist oft müde, erwacht aber durch körperliche Anstrengung förmlich zum Leben. Durch kräftiges Laufen und vor allem Tanzen kommt es in Schwung. Dann blüht es auf und geht aus sich heraus.

Das Bettnässen tritt ausschließlich im ersten Schlaf auf und immer in Kombination mit Verstopfung. Für die Verstopfung ist charakteristisch, dass sie sich durch Trinken von viel Milch verschlimmert; das Kind verspürt keinen Stuhldrang, und der Stuhl ist weich. Auch tagsüber gehen gelegentlich einige Tropfen ab, wenn es das Wasserlassen aufschiebt, etwa beim Husten, Lachen, Niesen und Gehen.

Das homöopathische Mittel beim Bettnässen richtet sich maßgeblich nach dem Typ des Kindes. Beobachten Sie aufmerksam!

Causticum gegen häufiges Bettnässen

Das Einnässen passiert nicht nur im ersten Schlaf oder nachts; auch bei Erschütterungen, beim Gehen, Husten, Lachen, Niesen und bei Kälte können einige Tropfen unbemerkt abgehen.

Es kann auch zum Einkoten kommen. Selbst harter Stuhlgang kann dann nicht zurückgehalten werden. Bei Verstopfung ist die Stuhlentleerung oft nur im Stehen möglich.

Verlangen nach geräuchertem Fleisch und oftmals Abneigung gegenüber Süßigkeiten und gekochtem Fleisch sind weitere Merkmale. Schlechter wird es bei trockenem Wetter und kalter Witterung, besser im Sommer bei feuchtwarmer Witterung.

Cina gegen Würmer

Für Kinder, die immer wieder Maden-, seltener auch Spulwürmer haben und mit großen Urinmengen einnässen, ist Cina geeignet. Diese Kinder sind ängstlich, reizbar, hungrig und launisch. Sie wollen die verschiedensten Dinge und lehnen sie ab, sobald sie ihnen angeboten werden. Sie sind humorlos und vertragen weder angesehen zu werden noch die Annäherung Fremder. Sie mögen herumgetragen oder geschaukelt werden, wehren sich jedoch gegen Berührungen. Sie schlagen um sich und bohren häufig in der Nase. Zähneknirschen, Sprechen, Jammern, Auffahren oder Schreien im Schlaf sind weitere Charakteristika. Schreckhaft sind sie beim Erwachen.

Mit »Toilettentraining« wird ein Kind im Durchschnitt mit zweieinhalb Jahren trocken, ohne Training braucht es ebenso lange. Lassen Sie dem Kind einfach die Zeit, die es benötigt, um Chef der eigenen Blase zu werden.

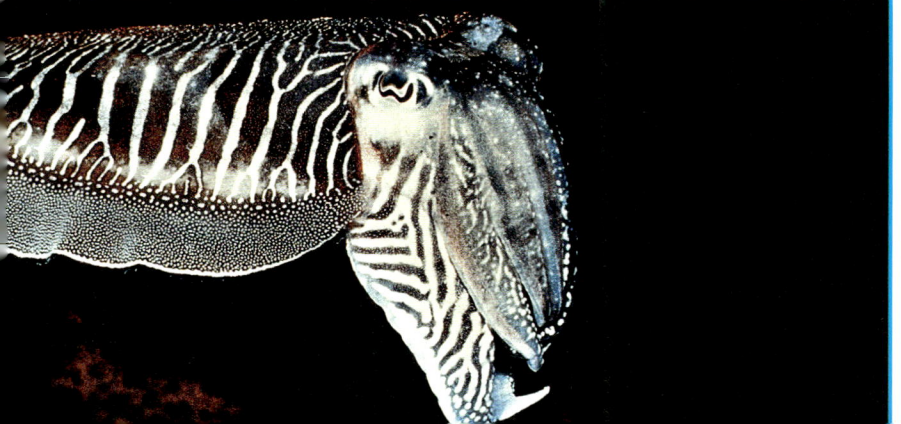

Für das Homöopathikum Sepia wird der getrocknete Inhalt des Tintenfischbeutels verwendet.

Bettnässen ist häufig
eine Reaktion auf
psychische Proble-
me, Verletzungen
oder Kummer, den
das Kind erfahren
hat.

Bettnässen nach seelischen Verletzungen

Bei Kummer und Enttäuschung Acidum phosphoricum

Das ruhige und introvertierte Kind hat wenig Selbstvertrauen und ein schwaches Ego. Enttäuschungen, Kummer, schlechte Nachrichten, eine unglückliche Liebe dringen tief in die Seele ein.

Auch Ignatia hilft gegen den Kummer

Bettnässen aus vorwiegend psychischen Gründen, die verworren oder widersprüchlich sein können, heilen Sie mit Ignatia.
Ignatia-Kinder sind vorwiegend Mädchen. Sie sind feinfühlig, sentimental und sehr romantisch, vielseitig, intelligent, werden durch die Realität immer wieder tief enttäuscht. Sie sind introvertiert und behalten ihren Kummer für sich. Sie werden reizbar und neigen zu großen Stimmungsschwankungen. Seufzen und Schluchzen, Zuckungen im Gesicht und beim Einschlafen sind typisch. Schon bei geringem Widerspruch regen sie sich auf; sie sind streitsüchtig. Und sie lassen sich nicht trösten. Widersprüchliche Symptome sind das wichtigste Merkmal: Wenn keiner ans Bettnässen denkt, bleibt das Bett trocken. Führen die Eltern das Kind nachts noch einmal auf die Toilette, dann nässt das Kind später ein. Ist das Bett mit einer Plastikmatte präpariert oder trägt das Kind eine Windel, dann bleibt es trocken. Wird dies vergessen, dann nässt es prompt ein.

Natrium muriaticum bei Enttäuschungen

Die Natrium-muriaticum-Kinder sind häufiger Jungen. Auch sie sind feinfühlig und sehr sensibel. Erfahrungen wie z. B. mangelnde Nähe der Mutter, nächtliches Durchschreienlassen oder Klinikaufenthalte ohne die Anwesenheit der Eltern tagsüber und vor allem nachts haben sie gefühlsmäßig resignieren lassen.

Sie machen alles mit sich aus, sind introvertiert. Sie sind oft traurig, weinen nachts oder im stillen Kämmerlein, manchmal auch bei rührseligen Filmen. Sie lassen sich nicht von den Eltern trösten und wollen nicht bemitleidet werden. Sie versuchen alles allein zu bewerkstelligen und mögen niemanden um Hilfe bitten.

Sie können auch tagsüber den Urin schlecht halten beim Gehen, Husten, Lachen, Niesen und Naseschnäuzen. Im Gegensatz dazu können sie in Gegenwart Fremder keinen Urin lassen.

Staphisagria bei Kränkung

Das Staphisagria-Kind ist meist männlich, sehr feinfühlig, zart besaitet und romantisch veranlagt. Es ist tief überzeugt von der eigenen Machtlosigkeit und fühlt sich nicht in der Lage, für seine eigenen Rechte zu kämpfen. Daher frisst es Kränkungen, wirkliche oder vermeintliche Ungerechtigkeiten und Beleidigungen lange Zeit in sich hinein. Es wird launisch und mürrisch. Es verlangt Gegenstände und wirft sie anschließend wieder weg. Das Einnässen kann hier als ein Kontrollverlust über die Wut angesehen werden. Schließlich kommt es zu heftigen Wutausbrüchen. Das Kind wirft mit Gegenständen nach den Personen, die es verletzt oder geärgert haben.

Eine Neigung zu Onanie ist typisch. Bettnässen ist hier häufig bei sexuell frühreifen und sexuell sehr erregbaren Kindern.

Silicea nach Liebesentzug

Das Silicea-Kind ist von Natur aus sanft, nachgiebig und ängstlich durch einen Mangel an Selbstvertrauen. Die Anweisungen der Eltern nimmt es sich sehr zu Herzen. Unfälle oder Fehler passieren meist nur einmal. Es lernt auch viel aus den Erfahrungen anderer. Es ist sehr pflegeleicht und benötigt nur wenig Zurechtweisung. Hingegen braucht es viel Liebe und Halt.

Das homöopathische Mittel Staphisagria ist zugleich ein Hauptmittel gegen Gerstenkörner. Deshalb sollte es in der Hausapotheke nicht fehlen!

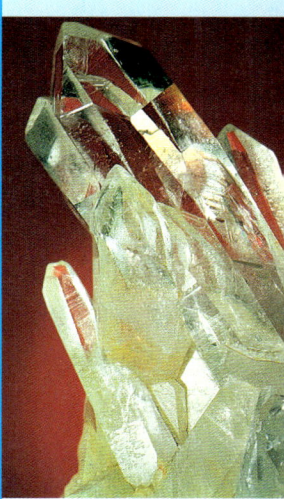

Silicea – Kieselsäure – zeigt sich in ihrer reinsten Form als Bergkristall.

Fühlt sich ein kleines Kind nicht geliebt oder nicht anerkannt, dann kann es unbewusst mit Bettnässen reagieren. Es will auf sich aufmerksam machen.

Merken dies die Eltern nicht, werden solche Kinder zum Eigenschutz stur und eigensinnig, später auch mürrisch, reizbar und sehr zornig bei Widerspruch. Die innere Traurigkeit zeigt sich darin, dass sie weinen, wenn man freundlich und gütig mit ihnen spricht. Werden sie mit Liebesentzug bestraft – z. B. kein Gutenachtkuss –, dann machen sie unter Umständen ins Bett.

Diese Kinder haben eine schwache Blase bei vermehrtem Harndrang. Verstopfung und unvollständige Stuhlentleerung, auch bei weichem Stuhl, sind typisch. Kalte Hände und Füße, Schlaflosigkeit bei kalten Füßen und übel riechender Fußschweiß, obwohl sie reinlich sind, sind weitere Merkmale dieses Typs.

Causticum nach mangelnder Anerkennung

Da diese Kinder sehr viel Mitgefühl besitzen, sind sie besonders abhängig von Sympathie und Wohlwollen und brauchen viel Zuwendung. Sie leiden mehr, wenn andere sich verletzen oder ungerecht behandelt werden, als wenn es sie selbst betrifft. Sie können keinerlei Grausamkeiten an Tieren oder in Filmen ertragen. Dann weinen sie beim geringsten Anlass. Sie sind nachts ängstlich, fürchten sich im Dunkeln, brauchen ein Licht und möchten oft nicht allein schlafen.

Pulsatilla nach häufigem Tadel

Pulsatilla-Typen kommen häufiger bei Mädchen vor. Sie sind mädchenhaft im klassischen Sinn, schüchtern und hängen meist sehr an der Mutter. Sie sind schier unersättlich nach Liebe, möchten den ganzen Tag im Arm gehalten oder geknuddelt werden. Bekommen sie dies nicht, werden sie oft blitzschnell wütend oder launisch. Werden sie aber getröstet, so können sie genauso schnell wieder das »liebe Kind« sein.

Pulsatilla-Kinder

▶ Sie ziehen immer wieder ihre Hausschuhe und Socken aus. Sie naschen oft gern Butter. Sie lehnen häufig Gemüse, eventuell auch Obst ab. Diese Eigenarten werden zum Dauerthema zwischen Eltern und Kind, und Bettnässen oder grippale Infekte mit Mittelohrentzündung sind die Folge. Tagsüber geht ab und zu etwas »in die Hose« – beim Gehen, Husten, Lachen, Niesen, Naseschnäuzen oder wenn der Harndrang unterdrückt wird, z. B. in der Schule während des Unterrichts.

▶ Sie schlafen bevorzugt abgedeckt auf dem Rücken mit gespreizten Beinen. Die Arme liegen meist über dem Kopf oder unter dem Kopf verschränkt. Eine Reizblase oder häufiger Harndrang bei kalten Füßen ist hier ebenfalls möglich. Schlimmer werden die Beschwerden nach kaltem Baden, wenn der Badeanzug/die Badehose nicht gewechselt wurde.

Bettnässen nach Konflikten

Furcht vor neuen Anforderungen mit Argentum nitricum heilen

Bettnässen vor neuen Situationen, vor Reisen, Prüfungen, aber auch vor freudigen Ereignissen kann sich immer wieder einmal einstellen und lässt sich gut mit Argentum nitricum beheben. Auch das Nachtröpfeln am Tag stellen Sie damit ab. Die Kinder können in denselben Situationen übrigens auch mit Durchfall reagieren. Auch unwillkürlicher Abgang von Urin und Stuhl sind unter Umständen möglich. Eine Neigung zu Entzündungen der Harnwege mit Brennen und splitterartigen Schmerzen ist typisch für diese Kinder; der Urin ist dann meist spärlich und dunkel gefärbt.

Eine Veränderung, wie z. B. Ortswechsel, oder eine ungewohnte Anforderung können Kinder plötzlich überfordern. Das Bettnässen in Konfliktsituationen zeigt den kindlichen Stress.

Die Kinder wirken älter, als es ihrem Alter entspricht. Eilig und hastig sind sie; sie fürchten immer, zu spät zu kommen. Deshalb gehen sie zu früh aus dem Haus, um ja pünktlich in der Schule zu sein. Beim Schaukeln wird diesen Kindern leicht übel.

Arsenicum album bei Angst, etwas falsch zu machen

Das Arsen-Kind ist ängstlich und sehr vorsichtig. Es hat Angst, etwas falsch zu machen, und ist meist schon als Kind sehr ordentlich und genau. Meist ist es sehr früh sauber. Es achtet auf die Sauberkeit seiner Kleidung, möchte sich nicht schmutzig machen und räumt auch von selbst seine Spielsachen auf.

Hier tritt das Bettnässen auf, wenn die starken inneren Kontroll-mechanismen erschöpft sind. Tagsüber kann es zum Einnässen kommen, wenn der Harndrang mit Blähungen verwechselt wird.

Dieses Kind friert und schwitzt leicht. Ruhelosigkeit, besonders nachts, mit plötzlichem Aufschrecken aus dem Schlaf durch Angst-träume ist charakteristisch.

Lycopodium bei Furcht vor neuen Situationen

Das Lycopodium-Kind, meist sind es Jungen, ist ängstlich und unsi-cher, doch es überspielt seine Schwächen gern. Es gibt sich drauf-gängerisch und wagemutig und möchte seine Kameraden am liebs-ten immer anführen.

Neue Situationen und unbekannte Personen verunsichern es sehr. Die ersten Kindergartentage, neue Erzieherinnen oder die Einschu-lung sind schwierige Konfliktsituationen. Hierbei kommt es leicht zum Bettnässen. Ihr mangelndes Selbstbewusstsein zeigt sich auch im Spiel. Sie sind schlechte Verlierer. Eine »Mensch ärgere dich nicht«-Partie ist meist unmöglich und endet mit Tränen und Wut und Abbruch des Spiels.

Belladonna bei Erregung

Die Belladonna-Kinder sind meist kräftig und schnell erregbar. Sie besitzen große Augen, ihre Pupillenweite wechselt lebhaft. Wenn sie aufgeregt sind, müssen sie häufig kleinere Mengen Wasser lassen. Tagsüber gehen ihnen leicht einige Tropfen Harn ab – bei Bewegung, im Gehen, beim Husten oder wenn sie frieren. Nachts sind sie kaum zu wecken. Schreien im Schlaf und große Geräuschempfindlichkeit sind Kennzeichen, dass Belladonna hilft.

Ferrum metallicum für leicht Erregbare

Das Einnässen geschieht am Tag und nachts. Das Kreislaufsystem der Kinder, die mit Ferrum metallicum zu heilen sind, ist leicht erregbar. Die Gesichtsfarbe wechselt bei Aufregung sehr schnell von blass zu hellrot, hektische rote Flecken können am Hals erscheinen.

Gelsemium für Aufgeregte

Einnässen bei Gefühlserregung, Lampenfieber oder nach spannenden Ereignissen. Die Kinder zittern eventuell vor Erregung. Der Urin ist reichlich und wasserhell. Schlimmer wird das Bettnässen bei feuchtem Wetter, Nebel und vor Gewitter. Der Schlaf ist meist schlecht, daher gähnen diese Kinder tagsüber häufig. Auch Zähneklappern beim Frieren ist eines ihrer typischen Merkmale.

Magnesium phosphoricum bei Erregung und unruhigem Schlaf

Bettnässen und unruhiger Schlaf nach Erregung sprechen für Magnesium phosphoricum als das geeignete Mittel. Das Kind hat großen Durst und entleert große Mengen Harn, der meist Phosphate enthält. Häufig sind krampfartige oder schneidende Bauchschmerzen, die auf eine Wärmflasche gut ansprechen.

Der Typ Ihres Kindes verweist Sie auch bei Bettnässen auf das passende Mittel.

Auch Heimweh und
Einsamkeit können
sich im Bettnässen
ausdrücken. Das
Kind fühlt sich
unglücklich und
allein gelassen.

Acidum phosphoricum bei Heimweh

Das Kind zieht sich nach Enttäuschungen zunehmend zurück und mag in Ruhe gelassen werden. Umso mehr braucht es die Vertrautheit und den Schutz der eigenen vier Wände. Daher hat es schnell Heimweh, wenn es aus seiner gewohnten Umgebung herausgerissen wird.

Capsicum für einsame Kinder mit Heimweh

Bettnässen bei Heimkindern, bei Kindern mit getrennt lebenden Eltern, auf Klassenfahrt oder während eines Urlaubs in fremder Umgebung ist mit Capsicum zu beheben.

Die Kinder sind frostig, gut genährt mit roten Wangen, doch verdrießlich. Man sieht ihnen weder den Kummer noch das Heimweh an. Eine Neigung zu Schlafstörungen besteht. Harnwegsinfekte mit häufigem Harndrang und Brennen vor, während und nach dem Wasserlassen sind weitere Kennzeichen.

Calcium carbonicum, wenn es ein Kleinkind bleiben will

Das Calcium-carbonicum-Kind entwickelt sich meist langsam: Eine verzögerte Zahnung, oft mit großen Beschwerden verbunden, ist typisch; es lernt spät sprechen und laufen, auch das Sauberwerden dauert länger. Es ist meist rundlich, eher träge und friert leicht. Es schwitzt schon bei der geringsten Anstrengung; Nachtschweiß bereits zu Beginn des Schlafs – besonders am Hinterkopf – ist charakteristisch.

Es ist sehr schutzbedürftig. Daher hängt es meist sehr an der Mutter und seiner gewohnten Umgebung. Es ist konservativ und genügsam, probiert wenig Neues aus. Es möchte am liebsten zu Hause sein. Große Angst, allein gelassen zu werden oder dem Gespött anderer ausgeliefert zu sein, beherrschen es.

In Situationen der Abnabelung wie Kindergarten oder Berufstätigkeit der Mutter kommt es zum Bettnässen als Hilferuf: »Ich bin ja noch so klein und möchte auch so bleiben!«

Kalium phosphoricum bei Erschöpfung

In Fällen großer Erschöpfung, nach längerer körperlicher oder seelischer Belastung, nach schweren, zehrenden Erkrankungen kann plötzliches Bettnässen mit Kalium phosphoricum geheilt werden. Das Kind hat sein inneres Gleichgewicht verloren: Apathie und Reizbarkeit wechseln sich ab. Leichteste Anforderungen erscheinen ihm riesengroß.

Sulfur bei Protest

Oft reizbare und übellaunige, aber sehr kreative Kinder, häufiger Jungen, können bei Bettnässen mit Sulfur geheilt werden. Sie achten nicht auf ihr Äußeres, sehen eher ungepflegt aus, besonders wenn ihre Haut rau und unrein ist. Sie lehnen Körperpflege, Ordnung und feste Regeln innerhalb der Familie ab. Stattdessen machen sie schon als Kleinkinder viel Chaos, später sammeln sie fast alles, was sie ergattern können: Ihr Zimmer wird zur Rumpelkammer.

Sulfur-Kinder sind meist kreativ, oft aber auch reizbar und vor allem sehr unordentlich.

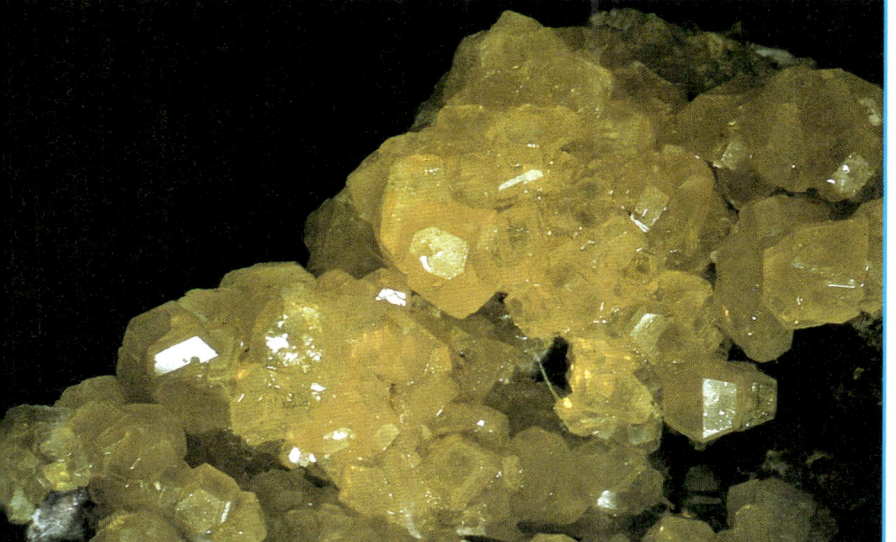

Sulfur – Schwefel – ist ein gelbliches Nichtmetall vulkanischen Ursprungs.

Die Tollkirsche, in der Homöopathie Belladonna genannt, hilft Kindern nicht nur gegen Bettnässen, sondern auch gegen Scharlach und viele andere Kinderkrankheiten.

Tagsüber kommt es hin und wieder zu feuchten Unterhosen, wenn sie es, in ihre Interessen vertieft, zu lange verschoben haben, auf die Toilette zu gehen. Doch das stört sie meist wenig. Sie müssen ständig Grenzen gesetzt bekommen. Erfolgt dies nicht einfühlsam, sondern als feste Prinzipien der Eltern oder im Übermaß als Bestrafung, so reagiert das Sulfur-Kind mit Protest: Bettnässen, Leistungsverweigerung in der Schule etc.

Tuberculinum bovinum bei Unzufriedenheit

Tuberkulinische Kinder sind unzufrieden, unbeständig und heftig. Ihr erstes Wort heißt oft »Nein«. Wenn sie ihren Willen nicht durchsetzen können, reagieren sie mit heftigen Wutausbrüchen. Sie schmeißen sich auf den Boden und trommeln mit den Fäusten, werfen mit deftigen Ausdrücken um sich oder zerstören Gegenstände desjenigen, der sie gerade verärgert hat.

So behandeln Sie die Reizblase

Dulcamara bei Bettnässen nach Kälte

Die Kinder neigen zu Reizblase oder Harnwegsinfekten bei feuchtkaltem Wetter oder wenn sie nass geworden sind. Zum Einnässen kommt es, wenn sie auf dem feuchten Boden kalt geworden sind, wenn sie nach dem Baden die nasse Badekleidung anbehalten haben oder nach plötzlichem Wetterwechsel von warm auf kalt.

Equisetum für notorische Einnässer

Bei Kindern mit häufigem Harndrang, für die das Bettnässen schon zur Gewohnheit geworden ist, wenn Sie keine anderen wahlanzeigenden Symptome feststellen können oder andere homöopathische Arzneien erfolglos eingesetzt haben, probieren Sie Equisetum.

Was man gegen Bettnässen tun kann

	Acidum phosphoricum	Argentum nitricum	Arsenicum album	Belladonna	Calcium carbonicum	Capsicum	Causticum	Dulcamara	Ferrum metallicum	Gelsemium	Ignatia	Kreosotum	Lycopodium	Natrium muriaticum	Pulsatilla	Sepia	Silicea	Staphisagria	Sulfur
Beim Schnäuzen						●								●	●				
Beim Husten	●			●	●	●	●	●	●	●	●	●	●	●	●			●	●
Beim Niesen	●					●	●							●	●	●			
Beim Lachen						●	●							●	●	●			
Bei Blähungen															●				●
Bei Kopfschmerzen										●									
Im Liegen												●	●	●					
Im Sitzen						●								●	●				
Im Stehen				●		●		●					●	●	●	●			
Beim Gehen	●	●		●		●		●						●	●	●			
In der Bewegung	●			●	●												●		
Nach Anstrengungen			●	●															
Beim Erschrecken						●									●	●			
Bei Überraschungen															●				
Beim Erbrechen			●																
Bei Wurmbefall																	●		
Fließendes Wasser																			●
Beim Kaltwerden				●			●	●											
Toilette vergessen																●			●
Wenn das Kind sich nicht auf Toilette traut					●								●	●	●				●

Blähungen

Heftig kollernde Geräusche im Magen- und Darmbereich, auch hastiges Essen, eine ungenügende Verdauung oder Luftschlucken führen zu einer – oft sehr schmerzhaften – Gasbildung in den Därmen.

Carbo vegetabilis bei Blähungen im Oberbauch

Dosierung
Morgens und abends
je 3 Globuli Carbo
vegetabilis C12

Bei Blähungen unabhängig davon, was Sie gegessen haben, und einem aufgetriebenen Bauch hilft Carbo vegetabilis. Die Blähungen sind hier nur im Oberbauch, sie drücken das Zwerchfell nach oben und verursachen dadurch Herzbeschwerden (Roemheld-Syndrom). Typisch ist für diese Patienten eine Abneigung gegen Milch, Fleisch und fette Speisen. Durch Aufstoßen ist eine Erleichterung und Verbesserung der Blähungen möglich.

China bei Blähungen nach dem Essen

2-mal täglich
5 Globuli China C6

Das Völlegefühl tritt nach dem Essen auf. Es besteht großer Hunger, aber die Nahrung bleibt unverdaut im Magen liegen. Übel riechende Winde begleiten die Blähungen. Aufstoßen erleichtert diesen Patienten die Blähungen nicht. Milch wird nicht vertragen.

Kalium carbonicum bei genereller Verdauungsschwäche

2-mal täglich
5 Globuli Kalium
carbonicum C6

Die Blähungen beginnen schon nach ein paar Häppchen. Saures Aufstoßen und Übelkeit, die sich im Liegen bessert, gehören dazu. Die Magenschmerzen strahlen zum Rücken aus.
Ein Angstgefühl, auch ein Gefühl von Wasseransammlung im Magen sind charakteristisch. Diese Patienten haben eine allgemeine Verdauungsschwäche.

Lycopodium

Blähungen im Unterbauch mit Kollern und Rumpeln – einem Drängen nach oben – gehen bei Bewegung leicht ab. Die Betroffenen haben ein Gefühl, als ob der Gürtel oder die Kleider zu fest sitzen würden. Das Tragen von eng anliegenden Gürteln verursacht bereits Blähungen. Oft vertragen sie weder Knoblauch noch Zwiebeln. Die Winde sind geruchlos.

Dosierung
Morgens und abends je 5 Globuli Lycopodium 10 Minuten vor den Mahlzeiten

Blasenentzündung

Siehe »Blasenbeschwerden in der Schwangerschaft«, Seite 150.

Blutergüsse und Quetschungen

Arnica bei Quetschungen

Arnica kommt bei Blutergüssen immer als allererstes Mittel infrage. Es stoppt die Blutung bei stumpfen Verletzungen wie Quetschungen unmittelbar.

Halbstündlich 5 Globuli Arnica C6 oder 1- – 2-mal täglich 3 Globuli C30

Acidum sulfuricum gegen Blutergüsse

Bei lange bestehenden, blauschwarz gefärbten Blutergüssen hilft Acidum sulfuricum, auch bei einem »Veilchen«. Der betroffene Bereich fühlt sich wund und steif an.
Das Mittel wird nach Arnica als erstem Heilmittel eingesetzt, wenn eine blauschwarze Verfärbung bestehen bleibt.

2-mal täglich 5 Globuli Acidum sulfuricum C6

Badiaga gegen große Blutergüsse

Wenn nach stumpfen Verletzungen große, harte Blutergüsse zurückbleiben, die sich wund anfühlen und berührungsempfindlich sind, hilft Badiaga.

2-mal täglich 5 Globuli Badiaga C6

Dosierung und Einnahme

▸ Homöopathische Mittel, in hochakuten Fällen eingesetzt, sind äußerst wirksam in den Potenzen C6, C12 oder C30. Die individuelle Dosierung finden Sie bei jeder Arznei vermerkt.

▸ Wir empfehlen, im Normalfall mit C6-Globuli zu beginnen. Wenn die Schmerzen stagnieren, nehmen Sie bitte – wenn nicht anders empfohlen – 1-mal täglich 5 Globuli C12, bis endgültige Besserung eintritt. Abschließend nehmen Sie 1-mal 3 Globuli C30. Die Globuli bitte immer langsam im Mund zergehen lassen, wenn möglich, kurz vor dem Essen oder vor dem Schlafengehen.

Die Haut ist meist kupferfarben oder blau nach dem Bluterguss. Auch wenn Arnica nicht die erwünschte Wirkung gezeigt hat, können Sie es einsetzen.

Phosphor gegen häufige blaue Flecke

Dosierung
1-mal täglich
5 Globuli Phosphor
C12 eine Woche lang

Wer einen Bluterguss schon nach der geringsten Verletzung hat, wer eine Tischkante nur anschauen muss, und schon gibt es blaue Flecke, nimmt Phosphor.

Bellis perennis bei Abszessgefahr

2-mal täglich
5 Globuli
Bellis perennis C6

Wenn sich ein Abszess zu entwickeln droht oder schon entwickelt hat, hilft Bellis. Der Bluterguss schmerzt dann hämmernd und pochend. Bellis hilft auch bei Schwellungen nach Verrenkung, Verstauchung, Quetschung und Sehnenverletzung sowie bei heftigem Muskelkater. Auch Verletzungen tieferer Gewebe nach Unfällen, wie der Beckenorgane, von Nerven, der Wirbelsäule und besonders des Steißbeins kann es zur Abheilung bringen.

Durchfall
Arsenicum album bei Durchfall mit Schwäche

Ein Muss für die homöopathische Hausapotheke ist Arsenicum album. Es ist das Mittel der Wahl, wenn die Beschwerden mit großer Angst verbunden sind, mit Schwäche und mit Durst, aber Getränke werden nur in kleinen Schlucken genommen. Kaum wurde die Flüssigkeit geschluckt, muss man sich schon wieder erbrechen. Auch eine Abneigung gegen Essen oder Essensgerüche ist typisch.

Veratrum album bei Durchfall mit Übelkeit und kaltem Schweiß

Bei Durchfall und Übelkeit in Verbindung mit kalten Schweißausbrüchen – besonders auf der Stirn –, Kreislaufkollaps mit Muskelkrämpfen, kalter, bläulich blasser Haut hilft Veratrum album. Trotz des Kältegefühls am ganzen Körper besteht meist ein inneres Brennen mit Durst auf große Mengen kaltes Wasser. Die kalten Getränke verschlimmern jedoch den Zustand.

Dosierung
Zweistündlich
3 Globuli
Arsenicum
album C30,
bis Besserung eintritt

Halbstündlich
3 Globuli Veratrum
album C6

Durchfall ist immer wieder anders

Beschwerden	Wichtigste homöopathische Mittel
Durchfall, Schwäche, Angst	Arsenicum album
Durchfall, Übelkeit, kalter Schweiß	Veratrum album
Durchfall, Übelkeit, Sodbrennen, große Schmerzen	Nux vomica
Wässriger Durchfall, Kolikschmerzen	Pulsatilla

Nux vomica bei Durchfall nach zu viel Essen

Dosierung
Stündlich
5 Globuli Nux
vomica C6

Haben Sie zu viel durcheinander gegessen, versuchen Sie es mit Nux vomica. Es passt auch bei Übelkeit, bei Sodbrennen, nach zu viel Kaffee, Tabak, Alkohol.

Der Betroffene fröstelt, hat große Schmerzen. Die Beschwerden werden abends und bei Ruhe besser, sie verschlechtern sich morgens und nach dem Essen.

Pulsatilla bei Durchfall nach fettem Essen

Stündlich
5 Globuli
Pulsatilla C6,
bis Besserung
eintritt

Nach reichlichem, schwer im Magen liegendem Essen können Sie Pulsatilla versuchen, bei Folgen von fettem, schwerem Essen, fettem Fleisch, Schweinefleisch hilft dieses Mittel ebenfalls. Angezeigt ist es besonders bei Beschwerden in Verbindung mit kalten Getränken, auch bei Erbrechen nach dem Genuss von Käsefondue. Seltsamerweise wird Butter in großen Mengen gut vertragen, solange sie nicht zerlaufen ist. Wer Pulsatilla braucht, neigt zu recht häufigen Durchfällen, die wässrig sein können und Kolikschmerzen verursachen. Kein Stuhl gleicht dem anderen.

Besonders typisch sind auch Durchfälle oder Übelkeit mit Erbrechen, nachdem viel durcheinander gegessen wurde, z. B. bei Kindern oft nach Geburtstagsfesten, bei Frauen während der Schwangerschaft.

Hilfen bei Durchfall

▶ Wer unter Durchfall leidet, verliert enorme Mengen Flüssigkeit. Absolut wichtig ist es deshalb, Flüssigkeit und Mineralien wieder zu ersetzen. Trinken Sie reichlich Mineralwasser ohne Kohlensäure, und besorgen Sie sich Mineralien in Form von Brausetabletten in der Apotheke.

▶ Sollte eines der angegebenen Mittel nach 2- bis 3-maliger Gabe keine Wirkung zeigen, können Sie ein nächstähnliches ausprobieren.

Fieber

Fieber kann das erste auffällige Merkmal einer Grippe, einer Infektion oder einer Kinderkrankheit sein. Bei Säuglingen und Kleinkindern tritt es häufig ohne weitere Entzündungsmerkmale auf.
Fieber ist eine wichtige Heilreaktion des Körpers. Dadurch wird der Körper in die Lage versetzt, einen Infekt zu überwinden:

▸ Die verschiedenen Abwehrzellen des Körpers (Leuko-, Lympho- und Monozyten) werden aktiviert und stimuliert.

▸ Die Lebensbedingungen für die eingedrungenen Erreger werden verschlechtert.

▸ An die Behandlung des Fiebers sollte erst bei Temperaturen über 39,5 °C gedacht werden, dann aber möglichst durch ein geeignetes homöopathisches Mittel.

Säuglinge und Kleinkinder verkraften Temperaturen bis 40 °C in der Regel gut. Haben Sie also keine allzu große Angst.

Fieber bei Kleinkindern

Eine Ausnahme stellen Kinder dar, die zu Fieberkrämpfen neigen. Sie sollten schon bei Temperaturen unter 39 °C durch einen erfahrenen Homöopathen behandelt werden. Falls dies nicht möglich ist, können Sie durch eine Konstitutionsbehandlung in der fieberfreien Zeit diese gefährliche Reaktion des Körpers regulieren.

So reagieren Sie bei einem Fieberkranken

▸ Lassen Sie dem Erkrankten vermehrt Aufmerksamkeit zukommen – in der Art und Weise, wie er sie benötigt.

▸ Klären Sie, welche Krankheit sich hinter dem Fieber verbirgt. Was ist in den letzten Stunden oder Tagen vorgefallen? Welche Personen aus der Umgebung haben ähnliche Beschwerden? Welche krank machenden Einflüsse (z. B. Erkältungen, Erhitzungen, Überforderung, Stress, psychische Belastungen) liegen vor?

▸ Inwieweit macht die Erkrankung Angst? Warten Sie einfach ab, vertrauen Sie allein auf die Selbstheilungskräfte des Körpers, und schaffen Sie dem Patienten die geeigneten Bedingungen? Übernehmen Sie die Behandlung selbst, oder geben Sie die Behandlung an einen Arzt oder homöopathischen Behandler ab?

Vertrauen Sie bei Fieber der Homöopathie

Je mehr Vertrauen Sie in die homöopathische Behandlung besitzen, desto eher verzichten Sie auf begleitende Maßnahmen der Fiebersenkung.

Wovon wir unbedingt abraten, ist die gleichzeitige Behandlung mit chemischen fiebersenkenden Mitteln: Je akuter die Krankheit verläuft, desto schneller tritt auch die Wirkung des passenden homöopathischen Mittels ein. Bei fiebrigen Erkrankungen sehen Sie nach wenigen Minuten bis maximal drei Stunden aufgrund veränderter Merkmale am Kranken, ob die homöopathische Arznei in angemessener Weise wirkt.

Die hier bei Fieber angegebenen Heilmittel sind bei Kindern und Erwachsenen anzuwenden.

Fiebersenkende Maßnahmen

▸ Der Wadenwickel ist die bekannteste und am häufigsten angewandte Maßnahme bei Fieber. Beachten Sie, dass kalte Wickel nur an warmen oder heißen Körperteilen angewandt werden dürfen. Mit Wadenwickeln an kalten Unterschenkeln und Füßen können Sie einen Fieberkrampf auslösen.

▸ Der Einlauf ist eine wunderbare Unterstützung des Körpers aus der Erfahrungsheilkunde. Er senkt auf milde Weise das Fieber und aktiviert dennoch die Selbstheilungskräfte des Körpers. Er wird mit Wasser oder Kamillentee durchgeführt. Die Temperatur des Einlaufs sollte etwa 1 °C unter dem Fieberwert liegen. Er sollte möglichst eine Viertelstunde im Körper bleiben, bevor dem Stuhldrang nachgegeben wird.

Homöopathische Mittel wirken schnell

Hier besteht häufig die Meinung: Die Homöopathie hilft zuweilen ganz gut, aber es dauert immer sehr lange. Dies trifft nur für die Komplexpräparate zu. Geben Sie das passende Einzelmittel, so erfolgt die Besserung meist ebenso schnell wie bei chemischen Mitteln, aber das Allgemeinbefinden ist wesentlich besser. Ist dies nicht der Fall, dann können Sie auf ein anderes homöopathisches Mittel übergehen, das der Krankheit als Nächstes ähnlich erscheint.

Fiebersenkende Mittel behandeln nur oberflächlich

Der Verlauf des Fiebers und das Allgemeinbefinden sind die ersten Kriterien zur Beurteilung der Wirksamkeit der Arznei. Geben Sie z. B. gleichzeitig ein Fieberzäpfchen, so erfolgt automatisch eine Fiebersenkung und auch eine Veränderung des Allgemeinbefindens. Sie wissen nun weder, ob das homöopathische Mittel gewirkt hat, noch wie Sie mit der homöopathischen Behandlung fortfahren sollen.

Homöopathische Mittel heilen die Ursache

Das passende homöopathische Arzneimittel senkt nicht das Fieber durch eine Veränderung der Temperaturregelung im Gehirn wie bei den chemischen Fiebermitteln, sondern es heilt die Erkrankung, die das Fieber verursacht; und damit verschwindet das Fieber zu dem Zeitpunkt, der für den Körper geeignet ist.

Plötzlicher Fieberbeginn

Aconitum bei schnellem Krankheitsbeginn

Der stürmische Beginn einer Erkrankung deutet auf Aconitum als das geeignete Mittel. Der Patient geht, noch gesund, zu Bett. Er erwacht dann nach zwei bis drei Stunden oder kurz vor Mitternacht

Die Dosierung bezieht sich auf Erwachsene; Kindern geben Sie zwei Drittel der Menge.

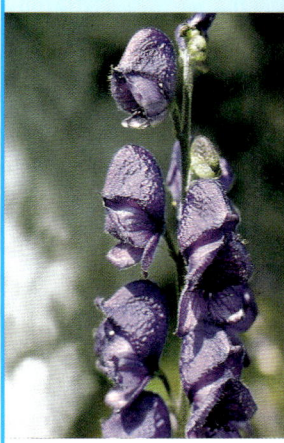

Aconitum napellus, der blaue Eisenhut, gehört zur Familie der Hahnenfußgewächse. Die Homöopathie verwendet die frische Pflanze oder die Wurzelknollen.

Dosierung

Halbstündlich
3 Globuli
Aconitum C6

mit hohem Fieber und ängstlicher Unruhe. Er scheint sein Leiden kaum ertragen zu können. Die Kranken schlafen nur kurzzeitig, sie wälzen sich hin und her, die Unruhe kann sich zur Todesangst steigern. Bei Fieberbeginn kommt es zu Frostschauern, dann wird die Haut trocken, heiß. Der Puls ist schnell, voll und hart. Das Gesicht ist im Liegen rot, wird aber beim Aufsetzen schnell blass.

Belladonna bei Müdigkeit und ansteigendem Fieber

Halbstündlich
3 Globuli
Belladonna C6,
bei Besserung in
zunehmenden
Zeitabständen

Das Fieber entwickelt sich plötzlich, aber weniger stürmisch als bei Aconitum. Meist verläuft es folgendermaßen: Der Patient erscheint mittags zwar gesund, aber er isst nur wenig. Er legt sich entgegen seiner sonstigen Gewohnheit ins Bett. Nach ein bis zwei Stunden erwacht er mit folgenden charakteristischen Symptomen: hochrotes, glänzendes Gesicht mit weiten Pupillen; schwitzender Körper, er dampft im Bett; beim Aufdecken friert er sofort. Er möchte deshalb trotz der Hitze zugedeckt bleiben. Er schläft viel, oft mit Alpträumen oder phantasierend; die Hals- und Schläfenschlagadern pulsieren sichtbar; häufig hat er starken Durst auf kaltes Wasser; die Schleimhäute sind glühend rot, später dunkelrot und gefleckt; ein klopfender, harter, voller und schneller Puls ist tastbar.

Begleitumstände

▸ Oft kommen auch hämmernde Kopfschmerzen hinzu, die sich durch Erschütterung – beim Gehen oder Husten – oder beim Bücken noch verschlechtern.

▸ Helles Licht oder schon leise Geräusche können die Erkrankten beim Einschlafen oder im Schlaf derart hochfahren lassen, als ob sie ein Stromschlag getroffen hätte.

▸ Es kann auch ein lästiger, trockener Hustenreiz im Kehlkopf auftreten.

Maßnahmen bei Fieber

▶ Der Kranke braucht Ruhe, am besten Bettruhe. Ist er quirlig oder aufgedreht, ist abzuklären, ob die äußeren Bedingungen ihn nicht zur Ruhe kommen lassen: Radio, Fernsehen, Kinder, Verpflichtungen etc. lenken ab. Es kann aber auch sein, dass die Unruhe ein individuelles Merkmal ist.

▶ Je weniger Nahrungsaufnahme, umso besser: Fasten soll der Kranke! In der anthroposophischen Medizin ist man der Überzeugung, dass das Abnehmen der Kinder bei Fieber notwendig ist. Dadurch wird ein Teil des kindlichen Eiweißes »eingeschmolzen«, das noch aus dem mütterlichen Organismus stammt. Bei der Gewichtszunahme in der Erholungsphase baut der Säugling sein Eiweiß gemäß seiner Individualität neu auf. Meist besteht bei fiebrigen Erkrankungen Appetitlosigkeit. Viele Mütter meinen, dass ihre Kinder unbedingt etwas essen müssen, denn Fieber zehrt bekanntlich. Die Mahlzeiten verzögern jedoch die Heilung und verschlechtern das Mutter-Kind-Verhältnis, denn die Kinder essen höchstens gegen ihr inneres Bedürfnis der Mutter zuliebe.

▶ Nur nach Bedarf sollte der Kranke trinken. Getränke sind gut und wichtig, solange sie im Einklang mit dem Bedürfnis des Kranken stehen. Ob kalt, warm oder heiß, bestimmt der Kranke! Am geeignetsten sind Wasser, Früchtetee oder verdünnte Fruchtsäfte. Bei Kräutertee ist darauf zu achten, dass sie nicht die Wirkung des homöopathischen Mittels schwächen; deshalb sollten Sie bitte im Zweifelsfall darauf verzichten. Ob und wie viel der Patient trinkt und welche Temperatur er bevorzugt, sind wichtige Kriterien zur Auswahl des ähnlichen homöopathischen Mittels.

▶ Die weiteren Bedürfnisse des Kranken sollten beachtet und gegebenenfalls für die Wahl des homöopathischen Mittels registriert werden, z. B. Frischluftbedürfnis, Zu- oder Abdecken, kalte oder warme Getränke etc.

Homöopathische Mittel bei Fieber: Aconitum C6, Belladonna C6, Bryonia C6, Chamomilla C6, Echinacea angustifolia spagyrische Urtinktur, Echinacea angustifolia C3, Eupatorium perfoliatum C6, Ferrum phosphoricum C12, Gelsemium C6, Pulsatilla C6, Rhus toxicodendron C6, Vincetoxicum C3.

Chamomilla für Kleinkinder

Dosierung
Stündlich 3 Globuli
Chamomilla C6

Chamomilla ist besonders häufig in den ersten Lebensmonaten hilfreich. Am auffallendsten ist das schrille, nervenaufreibende Geschrei des Kindes. Es kommt nur durch fortwährendes Herumtragen zur Ruhe oder zum Einschlafen. Bleibt die Mutter oder der Vater stehen oder wollen sie es gar ablegen, wird es bald reizbar oder erwacht schreiend. Es verlangt zwar dies oder jenes, wirft es jedoch nach kurzer Zeit wieder weg und schreit erneut. Hält dieser Zustand an, so sind viele Eltern versucht, es einfach schreien zu lassen. Oft zeigt sich in diesem Zustand eine einseitige Rötung der Wangen oder des Gesichts. Manchmal kommt es auch zu Durchfall, grünlich wie gehackter Spinat.

Allmählicher Beginn der Krankheit

Der Fieberverlauf ist langsamer, der Auslöser liegt meist länger als einen Tag zurück, der Patient ist zwar schnell erschöpft, mag sich aber gleichzeitig bewegen, weil ihm dies gut tut. Deshalb läuft er zeitweise im Kreis umher, um sich dann wieder für eine Weile hinzulegen und auszuruhen. Das Fieber tritt meist ohne Katarrh und ohne das typische Frösteln auf.

Der Kreislauf ist labil: Die Gesichtsfarbe schwankt selbst im Liegen von rot nach blass, der Puls ist schnell, klein, weich und leicht unterdrückbar. Oft kommt Nasenbluten dazu. Häufig folgt bei Kindern eine Mittelohrentzündung. Dann sind Ohrmuschel und Wange der erkrankten Seite stärker gerötet. Nach dem Schlafen wacht der Patient sehr erhitzt mit rotem Gesicht auf. Er schwitzt nicht und hat Durst auf kalte Getränke, auf kalte Luft reagiert er aber empfindlich. Typisch ist auch das Bedürfnis, wiederholt an einer Zitrone zu lecken. Falls Husten auftritt, ist dieser krampfartig mit einem starken Kitzelgefühl im Halsbereich und nur wenig Auswurf.

Auf das Fieber kommt es an

	Aconit	Belladonna	Bryonia	Chamomilla	Eupatorium perfoliatum	Ferrum phosphoricum	Gelsemium	Pulsatilla	Rhus toxicodendron
Mit trockener nächtlicher Hitze	●	●	●					●	●
Mit dem Bedürfnis, sich abzudecken	●		●	●				●	●
Mit dem Verlangen, sich zuzudecken	●	●					●	●	●
Ohne Hitze									●
Mit intensiver Hitze		●	●					●	
Mit Kälteschauern	●	●	●	●	●		●		●
Mit Frösteln	●	●		●				●	
Nach dem Schlaf		●				●		●	
Ohne Schweiß	●	●	●	●	●		●		●
Fiebrige Hitze nur tagsüber		●			●				
Verschlimmerung durch warmes Zudecken	●			●				●	●
Verschlimmerung in warmen Räumen			●					●	
Im Sommer		●	●		●		●	●	
In der Sonnenhitze		●						●	
Im Herbst			●		●			●	●
Im Winter								●	●
Während der Zahnung	●	●		●		●	●		
Ausgelöst durch Wut	●			●					

Fieberhafter Infekt

Bryonia bei Verkühlung

Dosierung

3 Globuli
Bryonia C6
alle 2 Stunden

Der Infekt tritt meist bei milder Witterung im Frühjahr und Herbst oder im Sommer in zu kühl klimatisierten Räumen als Verkühlen, als Folge unterdrückter Schweißbildung oder als Folge von Ärger auf. Der Patient wacht mit einem Steifheitsgefühl auf und fühlt sich unwohl. Am Tag fühlt er sich besser, niest gelegentlich und hat ein Bedürfnis nach Ruhe. Er würde sich am liebsten hinlegen, entgegen seiner sonstigen Einstellung hat er keine Lust zu arbeiten. Er zwingt sich aber zu seinem üblichen Arbeitspensum.

Es geht ihm von Tag zu Tag schlechter, ab dem zweiten Tag rebelliert der Körper zunehmend gegen jede Anstrengung mit Glieder- und Kopfschmerzen. Die Kopfschmerzen nehmen bei der geringsten Bewegung zu. Der Appetit nimmt ab. Die Schleimhäute werden immer trockener, der Durst nimmt zu. Meist trinkt er ganze Gläser kalte Flüssigkeit. Nur wenn er friert, mag er Warmes trinken.

Begleiterscheinungen

Es tritt Verstopfung ein, der Stuhl wird immer härter. Oft stellt sich noch ein trockener Husten mit stechenden Schmerzen in der Brust ein. Auch diese werden schlimmer bei Bewegung, durch tiefes Atmen und durch Sprechen. Die Beschwerden klingen ab bei regungslosem Liegen oder werden leichter durch festen Druck gegen die schmerzenden Körperzonen, z. B. beim Husten. Der Hustenreiz wird schlimmer beim Eintritt in warme Räume. Der Patient ist sehr gereizt und mag nicht reden. Kaltes Wasser oder Suppe tut ihm gut, Schwerverdauliches verschlimmert seinen Zustand. Obwohl die Erkrankung durch Verkühlung hervorgerufen wurde, verträgt er weder warme Anwendungen noch heißes Wetter.

Echinacea angustifolia bei Erschöpfung und Sodbrennen

Der Patient fühlt sich matt und erschöpft, als ob er schon lange krank sei. Deshalb fragt er bereits zu Beginn der Erkrankung, wann er denn endlich wieder gesund werde. Auch hat er überall Schmerzen. Der Puls ist schnell und voll. Wenn er etwas isst, gärt es im Magen, und der Bauch bläht sich auf. Er muss öfter aufstoßen – mit dem Geschmack des verzehrten Essens, beim Aufstoßen von Säure brennt es im Hals. Er hat Durst auf kaltes Wasser.

Dosierung
3-mal täglich
5 Globuli Echinacea
angustifolia C3

Eupatorium perfoliatum bei grippalem Infekt

Hier ist das Bild der klassischen Virusgrippe charakteristisch: Der ganze Körper tut weh, der Rücken schmerzt wie zerschlagen; Knochen und Gelenke fühlen sich an wie verrenkt; die Kopfschmerzen klopfen, und der Kopf scheint zu bersten; der Husten ist so schmerzhaft, dass man die Brust festhalten muss.

Der Fieberverlauf ist untypisch, er erreicht morgens zwischen sieben und neun Uhr seinen Höhepunkt, nachts und morgens tritt starker Frost auf; im Lauf des Tages ist der Patient heiß, mit wenig Schweiß. Vor dem Frost besteht großer Durst auf kaltes Wasser, nach dem Frost muss der Kranke oft erbrechen. Das Gesicht ist heiß und rot. Das Allgemeinbefinden bessert sich nach Schweißausbrüchen. Galleerbrechen und eine druckempfindliche Leber sind auch typisch.

Alle 2–3 Stunden
3 Globuli Eupatorium
perfoliatum C6

Gelsemium für Fröstelnde

Für fieberhafte Infekte mit Frösteln, zittriger Schwäche und Benommenheit ist Gelsemium geeignet. Der Infekt entwickelt sich ein bis drei Tage nach der Erkältung oder Ansteckung mit zunehmenden Beschwerden: Es beginnt mit Kälteschauern, die den Rücken auf- und ablaufen, Zittern und Zähneklappern, das so stark sein kann, dass der

Alle 2–3 Stunden
3 Globuli
Gelsemium C6

Kranke festgehalten werden will; der Puls ist mäßig beschleunigt und weich; das Gesicht färbt sich dunkelrot und ist geschwollen; dann treten oft unangenehme Gliederschmerzen auf, vor allem entlang der Wirbelsäule, und Kopfschmerzen kommen dazu, die vom Nacken aus aufsteigen.

Der Kranke mag sich zurückziehen und in Ruhe gelassen werden; meist besteht Durst.

Begleiterscheinungen

Häufig folgen entweder ein wässriger, scharfer Fließschnupfen mit Reizung des Rachens und Schluckbeschwerden oder eine Bronchitis mit geringem Auswurf. Der Betroffene fühlt sich so elend, dass er nichts essen kann. Ihm wird fürchterlich übel, wenn er friert. Die Übelkeit lässt beim Hinlegen nach. In der Fieberhitze färbt sich das Gesicht rot. Mit dem Fieber treten Frösteln oder Schüttelfrost im Rücken auf.

Er fühlt sich zunehmend dumpf und müde im Kopf, als sei der Kopf voll. Dabei ist er dennoch gereizt, besonders wenn man etwas gegen seinen Willen macht oder ihn korrigiert. Alle Ausscheidungen riechen unangenehm.

Pulsatilla bei Fieber nach Temperaturschwankungen

Dosierung

Alle 2–3 Stunden
3 Globuli
Pulsatilla C6

Die Fieberzustände treten bevorzugt im Herbst und Frühjahr auf, wenn es zu großen Temperaturschwankungen kommt, wenn die Tage im Verhältnis zu den Nächten recht warm sind.

Der Patient friert sehr, besonders im Kreuzbereich, lehnt aber warme, stickige Luft und warme Räume ab. Er möchte sich in einem kühlen, gut gelüfteten Raum, üppig zugedeckt, aufhalten. Die Haut ist glühend heiß. Das Gesicht bleibt auch in der Fieberhitze häufig blass, der Gesichtsausdruck ist sanft. Hohes Fieber und trockene Hitze erscheinen meist nachts. Das Allgemeinbefinden ist abends besonders schlecht.

Begleiterscheinungen

Der Kranke mag weder essen noch trinken. Wenn es ihm nach einigen Tagen noch immer heiß ist und er nicht friert, bekommt er Durst auf kleine Mengen sehr kalter Getränke.

Kinder und auch Frauen brechen schon bei Kleinigkeiten in Tränen aus. Die Kinder sind sehr anhänglich. Sie möchten am liebsten den ganzen Tag kuscheln, im Arm gehalten oder gestreichelt werden.

Rhus toxicodendron in der feuchten Jahreszeit

Dosierung
Alle 3 Stunden
3 Globuli Rhus
toxicodendron C6

Das Fieber tritt meist nach nasskalten Tagen, bei feuchtem Wetter, Nasswerden auf. Der Patient spürt eine zunehmende Mattigkeit, Steifigkeit und Schmerzen. Es geht ihm zwar besser, wenn er sich längere Zeit bewegt, aber bei diesem schlechten Wetter, das er überhaupt nicht mag, will er nicht hinaus.

So setzt oder legt er sich hin, aber es überkommt ihn eine große Unruhe. Er kann nicht lange in einer Position aushalten, weil er keine bequeme Stellung finden kann.

Die Muskeln werden immer steifer und schmerzen. Nur Wärme (heißes Bad oder Wärmflasche) oder längere Bewegung – z. B. krankengymnastische Übungen – bessern den Zustand.

Vincetoxicum zur Abwehrstärkung

3-mal täglich
5 Globuli
Vincetoxicum C3

Zur allgemeinen Abwehrsteigerung bei allen virusbedingten Erkrankungen wie Erkältung, Husten und Schnupfen, fieberhaftem Infekt oder Grippe können Sie neben der sonstigen Behandlung Vincetoxicum einsetzen.

Informieren Sie sich

Die wichtigsten der hier im Behandlungsteil erwähnten Mittel sind im Kapitel »Homöopathische Mittel von A bis Z« (Seite 198ff.) ausführlich beschrieben. Bevor Sie sich für ein homöopathisches Mittel endgültig entscheiden, lesen Sie dort bitte nach, wann das Mittel am besten wirkt und für welchen Typ es am geeignetsten ist.

Halsschmerzen

Bei Halsschmerzen und Angina (siehe Seite 35ff.) setzt die allopathische Medizin nach desinfizierenden Maßnahmen wie Gurgeln schnell lokal wirkende Antibiotika in Form von Lutschtabletten ein.

Die akute Halsentzündung

Aconitum nach kaltem Wind

Dosierung

Stündlich
3 Globuli
Aconitum C6

Die Halsschmerzen entwickeln sich schnell nach dem Aufenthalt in kaltem, trockenem Wind. Der Rachen ist sehr rot und trocken. Schlucken und Sprechen verursachen brennende, prickelnde und stechende Schmerzen. Hier hilft Aconitum.

Apis bei brennenden oder stechenden Schmerzen

Alle 2 Stunden
3 Globuli
Apis C6

Die Schleimhäute sind blassrot mit teigigen Schwellungen an Zäpfchen, Gaumensegel und Rachenhinterwand.

Die Schmerzen sind stechend oder brennend und werden schlimmer durch Wärme, warme Getränke, warme Wickel oder Schals. Der Kranke lehnt auch kalte Wickel ab, weil sein Hals stark berührungsempfindlich ist und er alles Beengende am Hals als unangenehm empfindet. Kalte Getränke bessern das Halsweh. Hitze und Frostschauer wechseln sich ab; nur während der Frostschauer kann Durst auftreten. Zwischen 16 und 18 Uhr erreicht das Fieber seinen Höhepunkt. Der Kranke produziert wenig Urin.

Bei Apisbeschwerden muss auf die Nierenfunktion geachtet werden, d. h., Sie müssen unbedingt Urinkontrollen durchführen lassen.

Belladonna bei plötzlichen, heftigen Schmerzen

Dosierung
Stündlich 3 Globuli
Belladonna C6

Rachen und Mandeln sind hellrot und geschwollen. Die Trockenheit und das Brennen im Hals zwingen den Kranken zum Schlucken. Er verlangt kalte Getränke in kleinen Schlucken, obwohl dies noch mehr Schmerzen verursacht. Die Schmerzen setzen rasch, heftig und plötzlich ein. Sie verschlimmern sich durch kalte Halswickel, Schlucken und Sprechen. Oft entzündet sich erst die rechte, dann die linke Mandel. Ein weiteres typisches Merkmal ist das leichte Verschlucken nach Nahrung in flüssiger oder fester Form. Wenn die Nahrung den Kehlkopf erreicht, kommt es zum Kehlkopfkrampf, und die Flüssigkeit spritzt aus Mund und Nase. Kopf und Körper sind oft schwitzig und

Grippe, grippaler Infekt, Erkältung?

Husten, Schnupfen, Heiserkeit und Halsschmerzen kennt jeder. Besonders lästig sind diese Erkältungssymptome in der kalten Jahreszeit. Doch Vorsicht: Während Sie einfache Halsschmerzen, Schnupfen und Husten selbst homöopathisch behandeln können, müssen Sie bei einer tatsächlichen Grippe sofort in ärztliche Behandlung. Bleiben die Symptome längere Zeit bestehen oder haben Sie keinen Erfolg mit Ihrer Behandlung, dann wenden Sie sich bitte an einen erfahrenen Homöopathen. Leichtes Fieber (Seite 61ff.), Halsschmerzen (Seite 72ff.), Husten (Seite 81ff.) und Schnupfen (Seite 134f.) kurieren Sie mit den hier im Buch empfohlenen Mitteln.

Herkömmliche Lutschtabletten bei Halsschmerzen wirken meist mehr im Darm als wirklich im Hals. Leider ist aber eine geschwächte Darmflora Ausgangspunkt zahlreicher anderer Erkrankungen.

heiß, Hände und Füße sind dagegen kalt. Obwohl der Patient vor Hitze dampft, mag er zugedeckt bleiben. Wird Belladonna nicht rechtzeitig gegeben, kommt es schnell zu vereiterten Mandeln.

Phytolacca bei Halsschmerzen mit Mundgeruch

Dosierung
Alle 2 Stunden
3 Globuli
Phytolacca C6

Rachen und Mandeln leuchten dunkel- oder purpurrot. Stechende – seltener brennende – Schmerzen, die auf der rechten Seite oft stärker sind, strahlen zu den Ohren aus. Der Schmerz fühlt sich an, als ob ein Stückchen eines Apfelkerngehäuses im Hals festsitzt. Er wird durch warme Getränke stärker, kalte Getränke bessern den Schmerz.

Bei weiterem Fortschreiten der Angina erscheinen weiße Eiterstippen auf den Mandeln, die zu Belägen zusammenfließen können. Es tritt ein übler Mundgeruch auf, die Zungenwurzel ist schmierig graugelb belegt.

Das Fieber bleibt ohne Schweiß, die Hitze konzentriert sich auf den Kopf, der gesamte Körper fühlt sich kalt an. Es besteht ein Gefühl der Zerschlagenheit mit großer Schwäche. Das Bedürfnis, sich zu bewegen, führt zu keiner Erleichterung.

Phytolacca ist oft auch das geeignete Mittel der Homöopathie bei Seitenstrangangina.

Halswickel helfen immer

Falls Sie das geeignete homöopathische Mittel für Ihre Halsschmerzen nicht finden, können Sie Halswickel einsetzen: Sie nehmen ein Baumwolltuch und befeuchten es mit eiskaltem Wasser, wringen es gut aus und legen es um den Hals. Sie können das Tuch auch mit kaltem oder lauwarmem Wasser anfeuchten, mit reichlich Kochsalz bestreuen und dann anlegen. Darüber kommt ein trockenes Baumwoll- oder Leinentuch und als dritte Lage zuletzt ein Wollwickel (Schal).

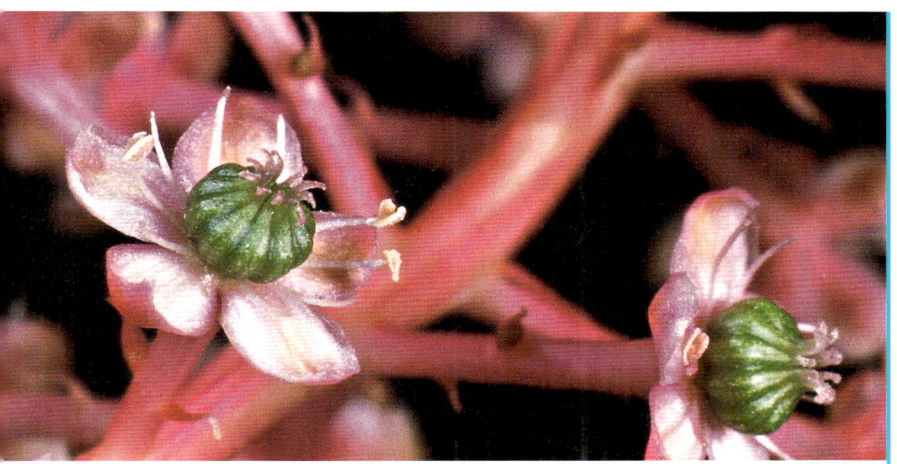

Von der Kermesbeere
– Phytolacca ameri-
cana – verwendet
man die Wurzel.

Halsentzündung mit Eiterbildung

Barium carbonicum bei Beschwerden auf der rechten Seite

Halsschmerzen und die schnell darauf folgende Eiterung finden
meist nur auf der rechten Seite statt. Die Lymphknoten an Hals,
Unterkiefer und im Nacken sind dick geschwollen. Mitunter sind auf
den Gaumenmandeln Krampfadern deutlich sichtbar. Am schmerz-
haftesten ist das Leerschlucken, aber auch das Essen ist außerordentlich unangenehm. Die brennenden Schmerzen verschlimmern
sich nachts immer. Die Mandeln sind ständig geschwollen, wegen
der leichten Erkältlichkeit des Kranken kehren die Halsentzündungen oft wieder.

Dosierung
Alle 2–3 Stunden
3 Globuli Barium
carbonicum C12

Barium muriaticum bei Hunger auf Brot

Hier kommt zu den bei Barium carbonicum geschilderten Symptomen noch ein eigenartiges Symptom hinzu: Der Kranke verlangt trotz
seiner Beschwerden nach trockenem Brot.

Alle 2–3 Stunden
3 Globuli Barium
muriaticum C6

Dosierung
Alle 2 Stunden
3 Globuli
Lac caninum C6

Lac caninum beim Seitenwechsel der Halsschmerzen

Für die Lac-caninum-Halsschmerzen sind zwei Dinge charakteristisch: der mehrfache Seitenwechsel der Beschwerden sowie die Tatsache, dass kalte Getränke den Zustand verschlechtern, warme Getränke aber nicht zu einer Besserung führen.

Die Schmerzen verschlimmern sich sowohl bei Berührung des Halses, beim Leerschlucken und dem Schlucken von Speisen als auch bei längerem Nichtschlucken.

Auch für einen begleitenden Schnupfen ist typisch, dass immer nur eine Nasenseite betroffen ist. Mehrmals täglich oder auch im täglichen Wechsel ist das linke oder das rechte Nasenloch verstopft.

Alle 2–3 Stunden
3 Globuli
Lycopodium C6

Lycopodium nach Kälte

Auslöser ist meist eine Verkühlung. Die Halsschmerzen oder eine Entzündung bestehen entweder nur auf der rechten Seite, oder sie

Halsschmerzen mit Zahneindrücken am Zungenrand heilen Sie häufig mit Arsenicum album, Ignatia, Mercurius solubilis.

Quecksilbersalze

▶ Die niedrigen Potenzen bis D6 der bei Halsentzündung empfohlenen Quecksilbersalze sind bei häufigen Gaben noch leicht giftig. Sie bekämpfen daher Krankheitserreger wie ein allopathisches Arzneimittel (siehe Seite 12f.) durch direktes Abtöten und nicht durch eine spezifische Steigerung der Lebenskraft und des Immunsystems. Diese Mittel sollten daher erst in Potenzen ab C6 angewandt werden.

▶ Ein frühzeitiger und falscher Einsatz der Merkursalze kann das Symptomenbild verschleiern; deshalb sollten Sie bitte so lange abwarten, bis sich das vollständige oder typische Bild des jeweiligen Mittels entwickelt hat.

▶ Bei allen Mercuriusverbindungen sollten Sie keine Halswickel verabreichen, denn der Druck verschlimmert die Beschwerden.

beginnen rechts und wechseln dann auf die linke Seite. Bald folgt die Vereiterung der Gaumenmandeln.

Lycopodium ist das einzige Mittel, wenn warme wie auch kalte Getränke die Halsschmerzen bessern können. Typisch ist auch, dass der Appetit beim Essen immer mehr zunimmt. Kommt es infolgedessen zu Magen- oder Bauchbeschwerden, besteht ein Bedürfnis nach warmen Getränken, die den Zustand erleichtern. Bleibt der Magen unbeteiligt, bessern auch kalte Getränke den Krankheitszustand.

Mercurius corrosivus bei geschwollenem Hals und Zäpfchen

Dosierung
Alle 2 Stunden
3 Globuli Mercurius corrosivus C6

Die Entzündung und Schwellung von Hals und Zäpfchen sind sehr stark ausgeprägt. Am meisten schmerzt das Trockenschlucken und auch das Trinken, besonders kalter Flüssigkeiten. Die Zunge ist gelb-weiß belegt, manchmal sieht sie auch schmutzig aus.

Wenn das Herunterdrücken der Zunge mit einem Spatel zur Betrachtung und Begutachtung des Rachenraums beinahe unerträgliche Schmerzen hervorruft, ist Mercurius corrosivus das geeignete Mittel. Bei Mercurius corrosivus sehen wir die heftigsten Schmerzen aller homöopathischen Quecksilberverbindungen.

Mercurius jodatus flavus bei Beschwerden rechts

Alle 2–3 Stunden
3 Globuli Mercurius jodatus flavus C12

Rachen und Gaumenmandeln sind rot, Zungenspitze und Ränder ebenfalls; die Zungenwurzel ist dick gelb belegt, die restliche Zunge schmutzig-gelb. Kalte Getränke bessern, warme verschlimmern den Zustand. Zahneindrücke sind am Zungenrand sichtbar.

Wie es für alle Mercurius-Salze typisch ist, verschlechtern sich die Halsschmerzen beim Leerschlucken, bei Mercurius jodatus flavus und ruber entstehen brennende Schmerzen. Die Schmerzen beginnen rechts und gehen dann auf die linke Seite über, oder die rechte Seite schmerzt deutlich stärker.

Mercurius jodatus ruber, Mercurius bijodatus bei Beschwerden links

Dosierung

Alle 2 Stunden 3 Globuli Mercurius jodatus ruber oder Mercurius bijodatus C6

Der Hals ist dunkelrot, die Zunge ist gelb belegt. Die Beschwerden sind wie bei Mercurius jodatus flavus weniger dramatisch als bei Mercurius solubilis und Mercurius corrosivus.

Im Gegensatz zu Mercurius jodatus flavus ist bevorzugt die linke Seite befallen. Nach dem Schlaf sind die Schmerzen besonders unangenehm.

Mercurius solubilis bei Speichelfluss und Zahneindrücken

Alle 2–3 Stunden 3 Globuli Mercurius solubilis C6

Die Gaumenmandeln sind geschwollen und dunkel- bis bläulich-rot. Auf ihrer Oberfläche sind Eiterstippchen oder geschwürartige Vertiefungen sichtbar.

Die Zunge ist besonders charakteristisch: blass, feucht und aufgequollen mit deutlich sichtbaren Zahneindrücken am Zungenrand oder auch mit schmutzig-gelbem Belag. Es besteht ein unangenehm fauliger Mundgeruch, oft schon von weitem wahrnehmbar. Der Speichel fließt reichlich, dünnflüssig oder zäh, und muss ständig geschluckt werden. Ein süßer, metallischer Mundgeschmack ist ebenfalls typisch. Meist besteht großer Durst, obwohl der Mund feucht ist. Aber je mehr Eiter sich auf den Mandeln bildet, desto schmerzhafter wird das Trinken. Es brennt im Hals wie bei einer Verbrennung durch heiße Dämpfe. Die örtlichen Lymphknoten sind schmerzhaft verdickt.

Wärme, besonders Bettwärme, oder lokal angewandte Wickel und Packungen verschlechtern das Befinden ebenso wie kalte Luft oder Kaltwerden. Deshalb muss sich der Patient ständig auf- und zudecken. Das starke Schwitzen, manchmal ist die Wäsche gelb verfärbt, führt zu keiner Erleichterung. Fieber, Schmerzen und Unruhe werden nachts schlimmer.

Halsschmerzen individuell heilen

	Aconit	Apis	Arsenicum album	Baptisia	Barium carbonicum	Barium muriaticum	Belladonna	Bryonia	Hepar sulfuris	Ignatia	Lac caninum	Lachesis	Lycopodium	Mercurius jodatus flavus	Mercurius jodatus ruber	Mercurius solubilis	Nux vomica	Phytolacca	Silicea
Rote Mandeln	●	●		●			●					●		●		●	●		
Rotes Zäpfchen	●	●	●	●		●	●					●							
Dunkelrotes Zäpfchen				●								●							
Halsschmerzen auf der rechten Seite						●							●	●			●		
Erst rechts, dann links												●	●						
Halsschmerzen links												●			●				
Erst links, dann rechts												●			●				
Schmerzen wechseln die Seite											●								
Halsschmerzen nachts															●			●	
Bei Berührung	●						●	●	●	●	●							●	
Bei Drehen des Kopfes							●	●	●		●								
Bei feuchtem Wetter									●										
Schmerzen bei Husten	●								●			●	●				●		●
Durch warme Getränke		●										●	●	●				●	
In kalter Luft							●		●							●	●		
Beim Räuspern							●					●							
Nach dem Schlaf											●	●							
Beim Schlucken von Flüssigkeiten							●		●			●	●						
Schlucken von Speisen					●			●	●		●	●							
Nach Unterkühlung		●							●			●			●				

Hämorrhoidalprobleme

Eine sitzende Tätigkeit, dazu Veranlagung oder Vererbung einer Bindegewebsschwäche sowie eine Stauung im Pfortader-Kreislauf sind die Auslöser vergrößerter Venen und Krampfadern in der Umgebung des Mastdarms: Hämorrhoidalleiden sind unter Umständen die unangenehme Folge.

Aesculus – Mittel der Wahl

Dosierung
3-mal täglich 5
Globuli Aesculus C4

Dieses Mittel sollten Sie zuallererst ausprobieren. Bei einem brennenden Gefühl im Mastdarm, dumpfem Schmerz im unteren Teil des Rückens hilft Aesculus, ebenso bei starken, nach oben schießenden Schmerzen.

Acidum nitricum bei Stechen und Kratzen

Morgens und
abends je 5 Globuli
Acidum nitricum C6

Die Hämorrhoiden fühlen sich wie Nadeln oder Splitter an, als ob etwas zerrissen wäre. Auch nach dem Stuhl halten Stechen und Kratzen im After oft stundenlang an.

Collinsonia bei Verstopfung

3-mal täglich
5 Globuli
Collinsonia C4

Bei zusätzlicher Verstopfung, chronischen Hämorrhoiden und einem stechenden Gefühl, auch brennenden, juckenden und blutenden Hämorrhoiden hilft Collinsonia.

Hilfe bei schmerzenden Hämorrhoiden

Äußerlich helfen Sitzbäder mit Aesculus-, Eichenrinden- oder Hamamelisessenz, anschließend tragen Sie Aesculus- und/oder Hamamelissalbe auf (aus der Apotheke). Zur innerlichen Behandlung empfehlen sich abends zwei Tassen Leber-Galle-Tee.

Hamamelis bei starken Blutungen

Die Hämorrhoiden sind bläulich, sehr schmerzhaft und empfindlich gegen Berührungen. Sie bluten stark, das Blut ist dunkel, die Blutungen verursachen Schwäche.

Dosierung
3-mal täglich
5 Globuli
Hamamelis C4

Nux vomica bei erfolglosem Stuhldrang

Hämorrhoiden bei gleichzeitig erfolglosem Stuhldrang behandeln Sie mit Nux vomica. Die Hämorrhoiden treten nach Abführmitteln auf. Verschlechterung erfolgt nach dem Biertrinken. Verstopfung mit häufigem, erfolglosem Stuhldrang ist typisch. Ein Gefühl, als ob ein Teil des Stuhls im Darm zurückbliebe, besteht. Der Wechsel von Durchfall und Verstopfung beginnt nach dem Abführmittelmissbrauch.

2-mal täglich
5 Globuli
Nux vomica C6

Sulfur bei juckenden, geröteten Stellen

Das Jucken und Brennen am After wird schlimmer durch das Baden, abends im Bett und durch das Biertrinken. Juckende, gerötete Stellen fallen im Analbereich auf.

2-mal täglich
5 Globuli Sulfur C6

Hexenschuss

Wenn Sie sich verhoben haben oder im Rücken kalt geworden sind – feuchter Boden, Zugluft usw. – und die Schmerzen Pein verursachen, sind die Symptome mit Ischiasleiden vergleichbar (siehe Seite 98ff.). Behandeln Sie mit Arnica oder Bryonia.

Husten und Bronchitis

Husten tritt meist im Zusammenhang mit einer Erkältung auf. Es ist zweckmäßig, zuerst einmal den Körper durch Schonung, Wärme und eine geeignete Ernährung zu stärken; die Bronchien entlasten Sie durch Kräutertees oder Brustwickel. Lässt sich keine deutliche Besserung feststellen oder ist der Husten von Beginn an sehr unangenehm, so probieren Sie bitte eines der in der Randspalte aufgeführten homöopathischen Mittel.

Bei Husten:
Aconitum C6,
Antimonium tartaricum C6,
Arsenicum album C12,
Belladonna C6,
Bromum C6,
Bryonia C6,
Causticum Hahnemanni C6,
Conium C6,
Corallium rubrum C12,
Drosera C6,
Dulcamara C6,
Hepar sulfuris C12,
Hyoscyamus C6,
Ipecacuanha C6,
Nux vomica C6,
Phosphor C6,
Pulsatilla C6,
Rumex C6,
Spongia C6,
Sticta C6,
Sulfur C6.

Husten – wann, wie, wo?

Beantworten Sie sich vor der Behandlung des lästigen Hustens folgende Fragen, dann finden Sie leichter das für Sie geeignete homöopathische Hustenmittel.

▸ Seit wann besteht der Husten? Z. B. seit dem Wochenende, nach Besuch oder dem Wiedersehen mit Verwandten.

▸ Wie ist der Husten? Z. B. locker, trocken, stark verschleimt, mit oder ohne Auswurf, schmerzhaft.

▸ Wann und in welchen Situationen hustet der Betroffene? Z. B. zu einer bestimmten Tageszeit, beim Essen, beim Kaltwerden, während der Menstruation.

▸ Unter welchen Bedingungen tritt der Husten auf? Z. B. beim Einatmen, Sprechen, Weinen, Lachen, bei Wind.

▸ Was bessert oder verschlimmert den Husten? Z. B. kalte oder warme Getränke, Liegen, Bewegung, frische Luft.

▸ Welche Begleitsymptome sind damit verbunden? Z. B. Würgen, Erbrechen, Nasenbluten, unfreiwilliger Harnabgang.

▸ Bestehen weitere Beschwerden? Z. B. Fieber, Schnupfen, Kopf- oder Halsweh, Bauch- oder Brustschmerzen.

▸ Wie ist das Allgemeinbefinden? Z. B. unverändert, weinerlich, gereizt, manisch.

▸ Welche Eigentümlichkeiten fallen auf? Z. B. Durst, Eifersucht, Singen, Zähneknirschen.

Ernährungsempfehlung bei Husten

Folgende Nahrungsmittel sind während des Hustens ungeeignet und verzögern die Heilung: Milch und Sauermilchprodukte, Süßigkeiten, fette und stark gewürzte Speisen, oft auch Zitrusfrüchte. Dagegen sind Teigwaren, Gemüse in jeder Form, Salate und Obst zu empfehlen.

Akuter trockener Husten

Aconitum bei schneller, heftiger Erkrankung

Der Husten, meist in Verbindung mit hohem Fieber, entwickelt sich mit großer Schnelligkeit, stürmisch. Aconitum erweist sich als das passende Arzneimittel durch eine sehr schnelle, manchmal auch stürmische Heilung.

Auslöser des Hustens sind raues, stürmisches Wetter, trockener, kalter Wind, Wind bei Tauwetter und Durchnässung nach Erhitzung. Der Patient erwacht vor Mitternacht, meist zwischen 21 und 23 Uhr, durch kurze trockene Hustenstöße, manchmal mit hohem Fieber; trockene, heiße Haut und große Unruhe sind häufige Begleiterscheinungen. Pfeifende Geräusche entstehen beim Einatmen. Das Gesicht ist im Liegen rot, erblasst aber beim Sitzen. Schlimmer wird der Husten kurz vor Mitternacht, durch Kälte. Auf die erste Aconitumgabe erfolgt meist ein Schweißausbruch, dann schläft der Betroffene recht ruhig ein. Nach dem Erwachen geben Sie dann das zweite Mal vier Globuli.

Dosierung
Anfangs stündlich, bei Besserung in immer größeren Abständen 4 Globuli Aconitum C6

Belladonna gegen bellenden Husten

Bei trockenem, kaltem Wetter oder in Zeiten größerer Anspannung in der Familie (vor Urlaub oder Familienfesten, wenn Geschwister oder Eltern krank sind) kann Husten auftreten.

Dosierung

2-mal 3 Globuli
Belladonna C6
innerhalb einer
Viertelstunde, dann
alle paar Stunden in
zunehmenden
Abständen

Plötzlich und heftig tritt der trockene, bellende, auf Belladonna verweisende Husten mit weiteren Symptomen auf. Der Kehlkopf ist sehr trocken, ein Kitzeln oder Kratzen ist die Folge und löst den Hustenreiz aus. Es besteht ein ausgeprägter Durst auf kalte Getränke: Wasser, Limonade. Die Erschütterungen durch die Hustenstöße werden im Kopf und im Bauchraum als unangenehm empfunden. Die Haut ist rot, heiß und schwitzend, besonders im Kopfbereich. Die Pupillen sind vergrößert, die Augen gerötet. Das Pulsieren der Halsschlagadern ist meist sichtbar. Obwohl der Kranke unter der Bettdecke glüht oder dampft, will er zugedeckt bleiben, denn er friert sofort beim Abdecken. Das Fieber steigt nach dem Schlafen, oft ist dann auch das Allgemeinbefinden schlechter. Der Husten verschlimmert sich nachts, während des Schlafs, durch das Sprechen und bei Kälte.

Bryonia bei trockener Kälte

Alle 2 Stunden
5 Globuli Bryonia C6,
bei Besserung in größeren Zeitabständen

Bei Husten, Bronchitis, Lungen- oder Rippenfellentzündung mit der folgenden Symptomatik hilft Bryonia: Die Erkältung erfolgt meist bei trockener Kälte, bevorzugt im Herbst. Der anfänglich leichte Husten steigert sich langsam. Die stechenden Schmerzen in der Brust nehmen derart zu, dass der Kranke sie kaum aushält; nur das feste Halten der Brust oder des Brustbeins lässt das Stechen erträglicher werden. Tiefes Einatmen, auch kleinere Bewegungen und Mahlzeiten können längere, peinigende Hustensalven auslösen. Dadurch wird der Kranke immer unbeweglicher. Gesellen sich noch Kopfschmerzen hinzu, ist er völlig verzweifelt. Er brauchte vier Hände, um Kopf und Brust gleichzeitig festzuhalten.

Die Schleimhäute – auch außerhalb der Lungen und Bronchien – sind sehr trocken. Der charakteristische Durst ist selten, aber wenn, dann werden große Mengen kaltes Wasser getrunken. Hingegen lindern nur warme Getränke den Husten.

Schlimmer wird der Husten beim Eintreten in warme Räume, durch Bewegung, tiefe Atmung und durch das Sprechen. Eine Besserung tritt durch Ruhe, Festhalten des Brustkorbes beim Husten und warme Getränke ein.

Trockener, krampfartiger, spastischer Husten

Belladonna bei spastischer Bronchitis

Bei einer Veranlagung zu spastischer Bronchitis mit den typischen Belladonna-Symptomen (siehe Seite 207) hilft Belladonna.

Bryonia bei Hustenkrämpfen

Krampfhusten mit stechenden Schmerzen und den typischen Bryonia-Merkmalen (siehe Seite 207f.) heilen Sie zuverlässig mit Bryonia.

Causticum gegen Husten und Heiserkeit

Für Causticum ist die Verbindung von Husten mit Heiserkeit typisch: An kalten, trockenen Herbsttagen fühlen sich die Bronchien trocken und rau an. Bald kommt es zu einem harten Husten mit einem Gefühl von Wundheit in der Brust, etwas später zu Heiserkeit. Wenn der Betroffene dennoch viel redet, ist er am nächsten Morgen total heiser, oder die Stimme fehlt ganz, jedoch ohne Schmerzen.

Obwohl der Husten trocken ist, hat der Kranke das Gefühl, dass seine Bronchien voller Schleim sind. Trotz aller Bemühungen bekommt er den Schleim nicht hoch, er sitzt zu tief. Durch Trinken wird der Husten besser; je kälter die Getränke sind, desto schneller lässt der Hustenreiz nach. Beim Husten oder Niesen kann es zu unwillkürlichem Harnabgang kommen.

Eine Verschlechterung setzt abends ein, in der Bettwärme, durch kalte Luft oder beim Bücken. Besserung erzielen Sie durch Getränke.

Wenn Kinder husten, geben Sie die gleichen Mittel – nur verringern Sie die Menge der Globuli um ein Drittel.

Dosierung

Stündlich 3 Globuli Bella-donna C6, bei Anzeichen einer Besserung in größer werdenden Abständen

Alle 2 Stunden 5 Globuli Bryonia C6, bis Besserung eintritt, dann seltenere Gaben

Alle 2–3 Stunden 5 Globuli Causticum C6, bei Besserung seltener

Drosera rotundifolia – Sonnentau – ist eine fleischfressende Pflanze, die auch in Deutschland vorkommt und unter Naturschutz steht.

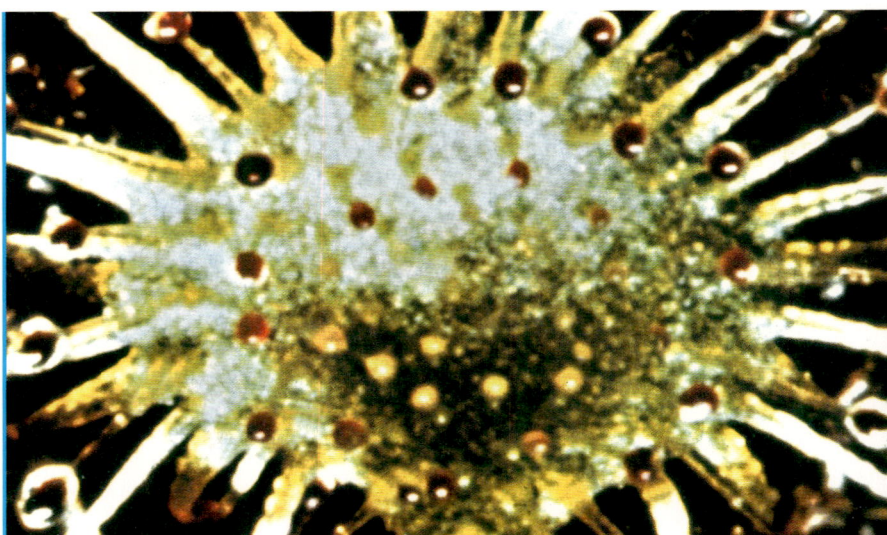

Dosierung
Alle 2–3 Stunden
5 Globuli
Corallium rubrum C12,
bis Besserung eintritt

Corallium rubrum gegen Schnupfen und Husten

Die Erkrankung beginnt mit einem Schnupfen, in dessen Verlauf die Nase zunehmend verstopft ist. Das Sekret läuft nun den Rachen hinunter und löst dort den Hustenreiz aus. Das Besondere ist die extreme Empfindlichkeit des Rachens gegenüber kalter Luft. Auch das Einatmen der Zimmerluft verursacht ein Kältegefühl im Rachen und löst einen Dauerhusten mit Erstickungsgefühl aus. Der Kranke verkriecht sich deshalb unter der Bettdecke, atmet durch eine Decke oder hält sich einen Schal vor den Mund.

Schlimmer wird der Husten nachts und durch kalte Luft. Zur Besserung kommt es in warmen Räumen.

Drosera bei Hustenanfällen

Der anfallsweise auftretende Husten ist gekennzeichnet durch heftige Hustenattacken in schneller Folge, die kaum Zeit zum Luftholen lassen. Dadurch tritt Atemnot mit Erstickungsgefühlen auf, das Gesicht wird rot. In schweren Fällen kommt es zu Erbrechen von Schleim oder Essen und zu Nasenbluten. Der Kranke presst seine Hände gegen den Brustkorb gegen die stechenden Schmerzen.

Kitzelhusten beginnt, sobald man sich hinlegt. Heiserkeit oder eine tiefe, heisere Stimme sind ebenfalls typisch. Schlimmer wird der Husten nachts, insbesondere nach Mitternacht, und durch längeres Sprechen.

Dosierung
Alle 2 Stunden
5 Globuli Drosera C6

Hepar sulfuris bei schmerzendem Husten

Die Bronchialbeschwerden treten entweder nach unterdrückten Hautausschlägen oder nach mehreren Stunden Aufenthalt in trockener, kalter Luft auf. Nachts oder am nächsten Morgen erwacht der Betreffende dann mit einem trockenen oder krampfigen Husten und dem charakteristischen Gefühl, als ob ein Splitter zwischen Kehlkopf und Bronchien stecke. Husten und Schmerzen nehmen allmählich zu. Bei Kindern ist das Weinen vor oder während des nächtlichen Hustens besonders typisch.

Anfangs lösen lediglich kalte Luft oder kalte Getränke den Husten aus. Dann bewirken immer geringere Kälteeinflüsse einen Hustenanfall oder eine Verschlechterung des Gesamtzustands: Hände oder Arme werden kalt, auch der Brustbereich – beispielsweise beim Ankleiden oder Waschen oder durch Luftzug beim Türöffnen. Der Kranke deckt sich im Bett mit mehreren Decken so zu, dass nur noch das Gesicht herausschaut. Heiserkeit mit Stimmverlust kommt erschwerend hinzu.

Schlimmer wird der Husten nachts; durch Kaltwerden, auch einzelner Körperteile; durch kalte Getränke; durch das Sprechen; im Liegen; morgens beim Erwachen. Besserung tritt bei feuchtem Klima, Regenwetter, durch Luftbefeuchtung, Dampfbäder und Inhalationen von heißem Wasserdampf ein.

Alle 2–3 Stunden
5 Globuli
Hepar sulfuris C12

Hyoscyamus bei spastischem Husten

Dosierung

Alle 2 Stunden
5 Globuli
Hyoscyamus C6

Der spastische Husten weist dieselben typischen Begleiterscheinungen auf wie der Reizhusten (siehe Seite 94f.).

Ipecacuanha bei feuchtwarmer Witterung

Alle 1–2 Stunden
5 Globuli
Ipecacuanha C6

Besonders bei feuchtwarmem Wetter und im Frühling hilft Ipecacuanha gegen Husten. Auch bei langem Aufenthalt in kalter Winterluft, wenn Sie ganz steifgefroren sind, können Sie dieses Mittel ausprobieren.

Entweder entsteht ein trockener Husten mit Atemnot, bedingt durch ein Kitzelgefühl im Kehlkopf. Der wenige Auswurf kann derart ekelhaft schmecken, dass er Übelkeit und Erbrechen hervorruft. Oder es kommt zu einem lockeren Husten mit grobem Rasseln. Der Schleim ist so zäh, dass er kaum abgehustet werden kann. Dies ist sehr mühsam und mit Atemnot verbunden.

Das Gesicht läuft rot oder blau an. Erbrechen von Speisen, Galle oder Blut – dabei bleibt die Zunge typischerweise sauber – oder Nasenbluten kann auftreten. Nach dem Hustenanfall besteht auch eine Neigung zu Streckkrämpfen. Der Kranke ist sehr erschöpft, sein Gesicht zeigt dunkle Augenringe. Beim Abklingen des Infekts ist er oft heiser bis zur Stimmlosigkeit. Schlimmer wird der Husten durch Gehen in kalter Luft, in warmen Räumen, bei Fieber. Eine Besserung ist durch kalte Getränke zu erreichen.

Nux vomica bei Winterwetter und Stress

Alle 2–3 Stunden
5 Globuli Nux vomica
C6, bei Besserung in
immer größeren
Abständen

Trocken-kaltes Winterwetter in Verbindung mit lange bestehender beruflicher oder privater Überforderung bewirken eine Erkältung mit trockenem Husten, der sich abends und nachts verschlechtert. Ständiges Kitzeln oder Kratzen im Hals ist typisch. Wenn der Schleim zäh ist, verursacht das Husten einen Wundschmerz, als ob beim Husten in den Bronchien etwas abgerissen würde. Tagsüber ist der Husten locker, der Schleim kann dann immer leichter abgehustet werden. Typisch sind auch berstende Kopfschmerzen beim Husten, der Kranke hält dann Kopf und Brust mit seinen Händen.

Warme Getränke verflüssigen den Schleim. Schlimmer wird der Husten durch kalte Luft, beim Kaltwerden, beim Betreten warmer Räume aus der Kälte. Besserung erzielen Sie durch warme Getränke.

Phosphorus nach verschleppten Erkältungen

Dem Husten geht eine Erkältung des Nasen-Rachen-Raums voraus, meist Heiserkeit. Daraus entwickelt sich ein harter, trockener Husten. Phosphorus kommt auch dann infrage, wenn ein Schnupfen oder Halsschmerzen durch homöopathische oder allopathische Medikamente nicht ausgeheilt werden und sich »auf die Bronchien schlagen«. Der Husten wird zunehmend schmerzhaft, vor allem morgens nach dem Aufstehen, die Heiserkeit kann sich zur Stimmlosigkeit steigern. Oft ist er auch abends und nachts trocken, morgens hingegen locker. Der Kranke kann nachts nur auf der rechten Seite liegen. Dreht er sich auf den Rücken oder gar auf die linke Seite, weckt ihn ein heftiger Hustenanfall. Er muss sich aufsetzen und sich stöhnend vor Schmerzen mit den Händen gegen den Brustkorb drücken. Ein solcher Anfall erschöpft. Wird der Husten lockerer, kann es zu schleimigem Auswurf kommen. Der Mund ist nach dem Husten voller Schleim. Charakteristisch ist auch, dass der Kranke zur Besserung seines Allgemeinbefindens und der Schwäche kalte oder eiskalte Getränke braucht, obwohl sich der Husten dadurch verschlechtert. Schlimmer wird der Husten durch Einatmen kalter Luft, beim Kaltwerden, durch kalte Getränke, beim Übergang von der Wärme in die Kälte und umgekehrt, beim Sprechen, Lachen und Weinen. Besserung erreichen Sie durch Liegen auf der rechten Seite.

Dosierung
Alle 3 Stunden
5 Globuli
Phosphorus C6

Rumex bei trockenem Reizhusten

Dosierung

Stündlich
5 Globuli Rumex C6,
bei Besserung
seltener

Ein trockener Husten mit wenig Auswurf, der durch ein ständiges Kitzeln zwischen Halsgrube und Brustbeinmitte hervorgerufen wird, verweist auf Rumex.

Das zentrale Merkmal ist die Abhängigkeit des Hustenreizes von der Temperatur der eingeatmeten Luft. Je kälter die Luft, desto quälender der Hustenreiz. Wegen der stechenden Schmerzen versuchen die Kranken, den Husten zu unterdrücken. Unfreiwilliger Harnabgang beim Husten ist möglich. Stimmverlust kommt hinzu, wenn längere Zeit kalte Luft eingeatmet wurde, ebenso bei chronischem Husten, der durch kalte Luft ausgelöst wird. Schlimmer wird der Husten nachts gegen 23 Uhr und zwischen zwei und fünf Uhr morgens, beim Berühren des Kehlkopfs. Besserung tritt durch warmes Einhüllen des Halses, bei geschlossenem Mund, in der Wärme ein.

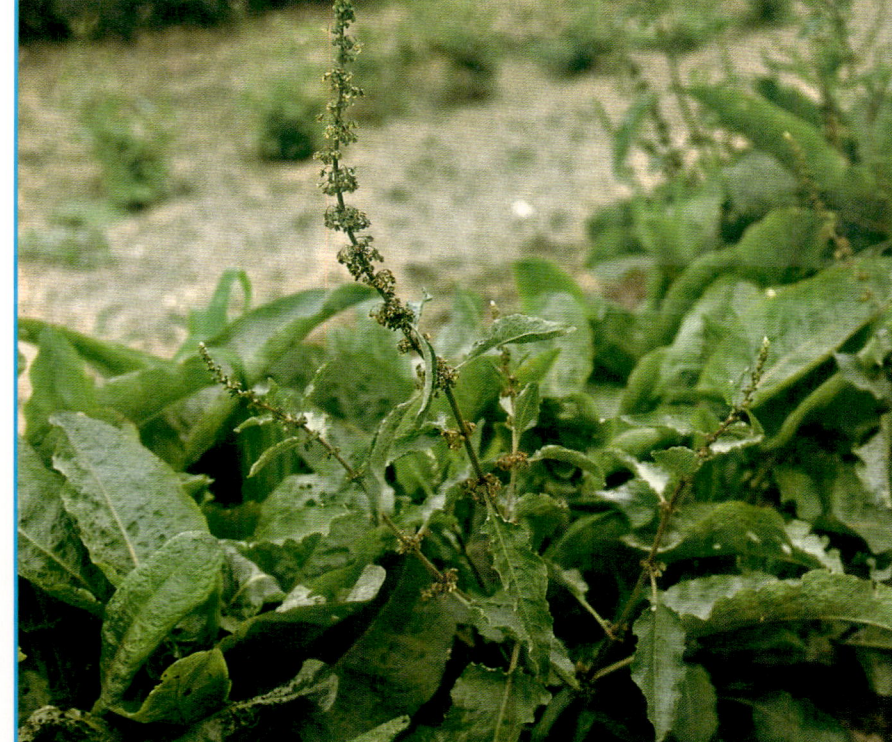

*Rumex crispus,
der krause Ampfer,
gehört zu den
Giftpflanzen.*

Spongia bei anfänglicher Heiserkeit

Dem Husten geht oft Heiserkeit voraus mit rauer oder krächzender Stimme; meist ist der Kehlkopf sehr berührungsempfindlich. Die Atmung zwischen den Hustenattacken ist gekennzeichnet durch sägende Geräusche. Der Höhepunkt des Hustens ist häufig vor oder nach Mitternacht. Der Kranke ist hungrig und durstig.
Schlechter wird der Husten bei Aufregung, durch kalte Getränke, im Liegen. Besserung tritt durch das Hochhalten des Kopfs ein, charakteristisch ist auch die Besserung durch Essen oder Trinken, besonders durch warme Getränke oder Mahlzeiten.

Dosierung

Alle 2 Stunden
5 Globuli Spongia C6,
bis eine Besserung
erkennbar ist

Tuberculinum bovinum gegen harten Husten

Der harte und trockene Husten beginnt meist nachts und hält mit Unterbrechungen die ganze Nacht an. Je stärker der Husten wird, desto länger dauert das Einschlafen. Doch schon bald wird der Kranke durch eine neue Attacke geweckt. Erst wenn der meist dicke, gelbe Auswurf in großen Mengen erscheint, werden die Hustenanfälle leichter. Lufthunger besteht, obwohl frische oder kalte Luft heftige Anfälle auslösen kann. Der Kranke bewegt sich an der frischen Luft und mag bevorzugt eiskalte Getränke, obwohl sie den Husten provozieren. Schlimmer wird es beim Kaltwerden, beim Reden, im warmen Raum.

3-mal täglich
3 Globuli Tuberculi-
num bovinum LM6,
bei Besserung
1 Woche lang 1-mal
5 Globuli morgens

Cuprum metallicum

Der Krampfhusten tritt anfallsweise auf mit deutlichen Geräuschen beim Einatmen.
Der Kranke fühlt ein Zusammenschnüren in seiner Brust. Mit dem Husten wird zäher, klarer Schleim ausgeworfen. Bei starker Atemnot kann eine Blaufärbung des Gesichts beobachtet werden. Der Husten bessert sich durch kalte Getränke.

Alle 2–3 Stunden
5 Globuli Cuprum
metallicum C12

Husten individuell heilen

	Aconit	Antimonium tartaricum	Arsenicum album	Belladonna	Bromum	Bryonia	Causticum	Conium	Corallium rubrum	Cuprum metallicum	Drosera	Dulcamara	Hepar sulfuris	Hyoscyamus	Ipecacuanha	Nux vomica	Phosphor	Pulsatilla	Rumex	Spongia	Sticta	Sulfur	Tuberculinum bovinum
Nur tagsüber				●	●						●	●					●		●				
Morgens beim Erwachen						●							●			●	●		●			●	
Nach Ärger	●	●	●			●										●							
Beim Anfassen des Halses	●	●		●							●		●										
Im Liegen, der Patient muss sich aufsetzen			●			●	●	●					●	●		●	●						
Bellender Husten	●	●		●	●						●	●	●							●	●	●	●
Bei Erhitzung des Körpers	●			●	●	●										●		●					
Erschütternder Husten		●	●	●	●	●	●					●		●	●	●	●			●	●	●	
Verbesserung an der frischen Luft				●	●						●	●				●						●	
Der Patient muss beim Husten mit beiden Händen die Brust fassen					●						●					●							
Der Patient muss beim Husten mit beiden Händen den Kopf halten					●											●						●	
Husten durch kalte Getränke		●											●			●			●	●			●
Besserung durch kalte Getränke				●		●									●							●	
Husten beim Kaltwerden		●			●	●	●				●	●				●	●		●	●		●	●

Husten individuell heilen

	Aconit	Antimonium tartaricum	Arsenicum album	Belladonna	Bromum	Bryonia	Causticum	Conium	Corallium rubrum	Cuprum metallicum	Drosera	Dulcamara	Hepar sulfuris	Hyoscyamus	Ipecacuanha	Nux vomica	Phosphor	Pulsatilla	Rumex	Spongia	Sticta	Sulfur	Tuberculinum bovinum
Husten durch körperliche Anstrengung				●	●							●			●	●	●	●		●		●	
Husten beim Lachen			●		●		●			●	●		●				●			●			
Besserung im Liegen	●				●																	●	
Husten im Moment des Hinlegens			●										●	●			●						
Nervöser Husten								●	●					●	●		●	●					
Husten endet mit Niesen			●	●	●								●									●	
Periodischer Husten			●												●								
Husten, der Sprechen unmöglich macht					●														●				
Husten, der den Schlaf verhindert							●										●	●			●	●	●
Weinen verschlechtert den Husten		●	●	●							●		●										
Trinken verbessert den Husten				●	●	●														●			
Husten, der nachts trocken, am Tag locker ist	●		●		●	●	●						●	●		●	●	●				●	
Verbesserung durch warme Getränke			●		●											●			●				
Husten in warmen Räumen	●		●	●	●						●	●			●	●	●			●		●	●
Husten beim Übergang von kalt nach warm	●			●	●		●									●	●					●	
Husten während der Zahnung													●	●									
Husten durch Zorn	●	●	●		●											●							

Reizhusten

Bromum bei Husten und Asthma nach kühlen Abenden

Dosierung
3-mal täglich
5 Globuli
Bromum C6

Husten, Asthma oder auch Durchfall nach warmen Tagen mit kühlen Abenden heilen Sie mit Bromum. Der Bromum-Patient gerät bei Anstrengungen leicht ins Schwitzen und ist dann recht empfindlich bei Abkühlung oder bei Zugluft.

Äußerste Heiserkeit bis zum Stimmverlust sind typisch. Rasselnde Atemgeräusche und ein trockener, krampfhafter und pfeifender Husten entstehen. Die eingeatmete Luft wird als kalt empfunden. Schlimmer wird der Husten durch das Einatmen kalter Luft und in warmen Räumen. Besserung tritt durch kalte Getränke oder aber am Meer ein.

Conium bei trockenem Husten nachts

3-mal täglich
5 Globuli
Conium C6

Anhaltenden trockenen nächtlichen Husten, von einer trockenen Stelle im Kehlkopf verursacht, heilen Sie mit Conium. Der Husten tritt sofort nach dem Hinlegen auf. Der Kranke muss sich sogleich aufsetzen und so lange husten, bis sich der Auswurf löst. Erst dann hat er Ruhe und kann schlafen.

Atemnot setzt bei der geringsten Anstrengung ein. Schlimmer wird der Husten beim Reden, Lachen, beim tiefen Einatmen, Kaltwerden von Armen oder Händen, Hereinkommen aus dem Freien in die Wärme. Besserung erzielen Sie durch Aufsitzen.

Hyoscyamus bei Hustenkrämpfen

Alle 2 Stunden
5 Globuli
Hyoscyamus C6

Hyoscyamus, das »homöopathische Kodein«, heilt einen trockenen, manchmal auch krampfhaften Husten, der nachts viel schlimmer ist und meist unmittelbar nach dem Hinlegen beginnt. Eine Empfindung, als ob das Zäpfchen zu lang wäre, ist charakteristisch. Der

Husten stellt sich bei sensiblen, nervösen Menschen ein, oft in Zeiten starker innerer Anspannung.
Schlimmer wird es nachts, durch Liegen, durch Essen und Trinken. Besserung beginnt tagsüber.

Sticta pulmonaria bei anfänglichem Schnupfen

Dem Husten geht ein Schnupfen voraus. Die Nasenschleimhäute sind trocken. Es besteht ein unangenehmes Gefühl der Verstopfung im Bereich der Nasenwurzel und ein ständiges, vergebliches Bedürfnis, die Nase zu schnäuzen. Für den trockenen, hackenden Husten ist charakteristisch, dass die Kranken nicht mehr zu husten aufhören können, wenn sie einmal angefangen haben. So hüsteln sie oder räuspern sich, um nicht husten zu müssen. Ein Gefühl der Zerschlagenheit stellt sich ein. Schlimmer wird der Husten abends, nachts, im Liegen und durch tiefes Einatmen.

Dosierung
Alle 2 Stunden 5 Globuli Sticta pulmonaria C6 , bei Nachlassen der Beschwerden in größeren Abständen

Lockerer Husten mit leicht abzuhustendem Schleim

Arsenicum album bei viel Schleim

Der Kranke hustet tagsüber locker und bringt oft Unmengen von Schleim heraus, abends und nachts wird der Husten dann trockener. Der Husten verschlimmert sich im Moment des Hinlegens. Auch Atemnot beim Husten ist typisch. Der Kranke verlangt nach warmem Tee in kleinen Schlucken, der ihm für sein Allgemeinbefinden und auch für den Husten gut tut. Er ist unruhig und friert leicht.
Schlimmer wird der Husten morgens, abends, nachts; ebenso im Moment des Hinlegens, beim Liegen auf dem Rücken und auf der linken Seite; beim Kaltwerden, in kalter Luft und durch kalte Getränke. Besserung erreichen Sie durch warme Getränke.

Alle 3 Stunden 3 Globuli Arsenium album C12

Pulsatilla, wenn der Husten abends trocken und hart wird

Dosierung

3-mal täglich

4 Globuli

Pulsatilla C6

Der Husten ist wie bei Arsenicum album und Sulfur am Tag locker, nimmt abends zu und wird dann trocken und härter. Für Pulsatilla ist typisch, dass der Husten bei mäßiger Bewegung in gut gelüfteten Räumen nur gelegentlich auftritt, beim Aufenthalt im Freien verschwindet er oft ganz. Nur bei starker körperlicher Anstrengung kommt es dann zu einem heftigen Hustenanfall.

Bei Kindern, die tagsüber im Freien gespielt haben, meint man, der Husten sei ausgeheilt, doch abends wird er wieder stärker, und nach dem Hinlegen kommt es bald zu heftigen, trockenen Hustenstößen, die würgen lassen. Bei starkem Hustenreiz werden auch Schleim oder zuletzt gegessene Speisen erbrochen. Durch Aufsetzen im Bett wird der Husten aber schnell besser. Nach mehreren solchen Attacken schläft der Patient ruhig. Es kann zu unfreiwilligem Harnabgang kommen. Obwohl die Betreffenden leicht frieren, vertragen sie keine Wärme. Zu Auswurf kommt es vor allem morgens: Er ist dickflüssig oder zäh, gelb oder grün.

Schlimmer wird der Husten abends und nachts; in warmen Räumen, durch warme Anwendungen, bei schwülwarmem Wetter; auch bei starker körperlicher Anstrengung. Besserung erzielen Sie durch frische Luft, im Freien sowie durch leichte Bewegung.

Sulfur bei Hustenanfällen im Schlaf

3-mal täglich

4 Globuli

Sulfur C6

vor den

Mahlzeiten

Der Husten ist abends und nachts trocken und hackend, am Tag aber locker. Nach dem Erwachen, spätestens nach dem Aufstehen kann dicker, weißlicher Auswurf abgehustet werden. Die Besserung im Freien ist schwächer ausgeprägt als bei Pulsatilla.

Im Bett ist der Husten schlimmer, das Einschlafen wird eine Weile gestört. Der Husten nimmt nachts zu, der Kranke hustet erst im Schlaf, erwacht dann durch den Husten. Die Hustenstöße erschüttern oft den ganzen Körper, aber der Kranke kann liegen bleiben. Dabei empfindet er oft ein berstendes Gefühl im Kopf, als ob er in Stücke gerissen würde. Nach einem solchen Anfall erfolgt eine längere Ruhepause, bis ein erneuter Anfall den Schlaf stört.

Schlimmer wird der Husten abends und nachts; durch das Liegen im Bett; in Seitenlage, besonders links; auch beim Kaltwerden, in kalter Luft und im Stehen. Besser wird er im Liegen, im Freien und durch kalte Getränke.

Lockerer Husten mit nur schwer abzuhustendem Schleim

Antimonium tartaricum bei feucht-kalter Witterung

Oft hilft bei schwerer Bronchitis oder Lungenentzündung sowie bei beginnendem Lungenödem Antimonium tartaricum. Bevorzugt heilt es den Husten bei feuchter Kälte und im Winter.

Im Vordergrund steht die Schwäche des Patienten: Der reichliche, zähe Schleim kann nicht abgehustet werden. Kurzatmigkeit und erstickender Husten mit grobem Schleimrasseln sind typisch. Um den zähen, weißlichen Schleim abhusten zu können, muss sich der Kranke im Bett aufsetzen. Dies bessert vorübergehend den Hustenreiz und das Allgemeinbefinden.

Je weniger Schleim abgehustet werden kann, desto stärker wird die Atemnot beim Husten, die Nasenflügel bewegen sich beim Atmen. Das Gesicht wird immer blasser und verfällt, auch Übelkeit kommt auf.

Schlimmer wird der Husten nachts um 23 Uhr und um vier Uhr morgens; im Liegen, im warmen Zimmer, in feuchter Luft; ebenso durch Essen und kalte Milch; nach Ärger oder beim Weinen. Besserung wird durch Aufsetzen erreicht.

Dosierung
Alle 2–3 Stunden
5 Globuli Antimonium tartaricum C6

Dulcamara nach Nässe

Dosierung
3-mal täglich
5 Globuli
Dulcamara C6

Für Dulcamara spricht, wenn Husten – oder auch andere Erkrankungen – nach Einwirkung von feuchtkaltem Wetter oder durch Nasswerden entstehen. Auch bei lange andauerndem Husten nach Masern hilft dieses Mittel.

Der Husten klingt bellend oder locker. Dennoch dauert es lange, bis sich Schleim löst. Schlimmer wird er morgens, durch tiefes Einatmen und beim Kaltwerden; ebenso in warmen Räumen.

Ischiasschmerzen

Ischiasschmerzen können höllisch sein. Wenn Sie diese Beschwerden homöopathisch lindern wollen, ist es besonders wichtig, die Modalitäten – z. B. »besser beim Gehen« oder »schlechter bei Berührung« – sowie die übrigen typischen Kennzeichen herauszufinden.

Arnica nach Unfällen und Verletzungen

2-mal täglich
5 Globuli
Arnica C6

Der Patient fühlt sich wie zerschlagen. Drückende, auch ziehende Schmerzen plagen ihn. Alles fühlt sich an wie wund. Das Bett ist viel zu hart – auch wenn es in Wirklichkeit ganz weich ist. Arnica hilft gut bei Folgen vorangegangener Verletzungen, auch im Fall von Ischiasschmerzen. Der Arnica-Patient behauptet, ihm fehle nichts, er sei im Grunde völlig gesund.

Modalitäten

Intensives Reiben und Massieren der schmerzhaften Stellen kann die Beschwerden lindern, obwohl man normalerweise bei Arnica keinerlei Berührung und keinerlei Druck vertragen kann.

Besserung durch Wickel und Kompressen im Liegen. Verschlechterung abends und nachts.

Causticum bei lähmender Schwäche

Dosierung
2-mal täglich
5 Globuli
Causticum C6

Brennende, reißende Schmerzen sind kennzeichnend dafür, dass Causticum ausprobiert werden sollte. Lähmende Schwäche und das Gefühl in den Gliedern, als seien die Sehnen zu kurz, vervollständigen das Bild. Dabei hat man den Wunsch, dauernd zu gähnen, sich zu recken und sich zu bewegen. Ein Gefühl stellt sich ein, als wäre alles taub. Andauernder Bewegungsdrang kennzeichnet die Kranken. Druckschmerz im Kreuz plagt.

Modalitäten

Schlimmer werden die Ischiasbeschwerden nachts und morgens, durch Kälte und frische oder kalte Luft. Gliederschmerzen werden in der Ruhe stärker als bei Bewegung. Besserung tritt bei feuchtem Wetter, Regen, in der Wärme und im Bett auf.

Arsenicum album gegen brennende Schmerzen und Reißen

Arsen steht für Angst, Unruhe, brennende Schmerzen. Es ist eines der heftigsten Mittel und sollte sehr vorsichtig dosiert werden.
Brennender Ischiasschmerz, Schießen, Reißen, dabei quälende Unruhe, die die Patienten von Ort zu Ort treibt, sind typisch. Todesangst kommt hinzu. Große Schwäche stellt sich ein.

2-mal täglich
3 Globuli
Arsenicum album C12

Modalitäten

Besserung durch warme und heiße Anwendungen – außer bei Kopfschmerzen! –, durch heiße Getränke, frische Luft. Besser auch durch Beugen des Knies.
Schlechter bei der geringsten Anstrengung, nach Mitternacht, mittags zwischen 12 und 14 Uhr, durch kaltes Essen und kalte Getränke, den Kopf tief legen, schnelles Gehen, Milch.

Dosierung
2-mal täglich
5 Globuli
Belladonna C6

Belladonna bei plötzlich schießenden Schmerzen

Schießende Schmerzen die betroffenen Glieder entlang. Der Schmerz steigt oft vom Fußgelenk hoch. Ruhelos: Probleme, im Sitzen die Füße ruhig zu halten.

Modalitäten

Besser beim Stehen, Aufrechtsitzen und beim Gehen; ebenso im warmen Zimmer.
Schlechter bei Berührung, bei Erschütterungen und Geräuschen, bei Zugluft, ab 15 Uhr.

2-mal täglich
5 Globuli
Bryonia C6

Bryonia gegen Schmerz bei Bewegung

Charakteristisch für den Einsatz von Bryonia: Die Schmerzen werden durch die geringste Bewegung unerträglich.

Modalitäten

Eine Erleichterung der Beschwerden tritt jedoch ein durch Liegen auf der schmerzenden Seite. Auch Ruhe, Druck und Sich-zusammen-Krümmen können den Zustand bessern.
Verschlechterung setzt bei Wetterwechsel von kalt zu warm und durch Wärmeanwendungen ein.

Chamomilla bei schmerzbedingter Reizbarkeit

2-mal täglich
5 Globuli
Chamomilla C6

Chamomilla-Patienten tragen alles mit ihrer unmittelbaren Umgebung aus, so auch ihre Reizbarkeit bei Ischiasschmerzen. Diese Schmerzen ziehen oft von oberhalb des Hüftgelenks zur Fußsohle. Liegt der Patient im Bett, wirft er sich schimpfend, oft auch fluchend von einer Seite auf die andere. Er ist mit allem und mit sich selbst sehr häufig unzufrieden.

Modalitäten

Die Schmerzen bessern sich bei feuchtwarmem Wetter und durch warme Umschläge.
Verschlechterung erfolgt abends und vor Mitternacht, auch in kaltem Wind.

Colocynthis – das spezielle Ischiasmittel

Dosierung
2-mal täglich
5 Globuli
Colocynthis C6

Colocynthis ist ein spezielles Ischiasmittel. Es hilft hier und bei vielen anderen Schmerzen, die durch Zorn und Kränkung entstanden sind.

Modalitäten

Charakteristisch für Colocynthis: Der Ischiasschmerz verstärkt sich durch Berührung, wird jedoch geringer bei massivem Druck. Besser wird er, wenn Sie die Beine anziehen. Verbesserung erfolgt auch durch Wärme oder Liegen auf der schmerzhaften Seite.
Schlechter durch jede Gemütserregung, durch Kälte, kaltes Essen oder kalte Getränke und nachts.

Gnaphalium bei Taubheit

3-mal täglich
5 Globuli Gnaphalium C4

Ischiasbeschwerden, die die Seite wechseln, mit einem Taubheitsgefühl bis in den Fuß hinunter, behandeln Sie erfolgreich mit Gnaphalium.

Kalium bichromicum gegen momentane Schmerzen

2-mal täglich
5 Globuli Kalium bichromicum C6

Ein guter Hinweis auf Kalium bichromicum ist: Die Schmerzen treten urplötzlich auf, um ebenso schnell wieder zu verschwinden.

Modalitäten

Kälte verschlechtert. Wärme und frische Luft bessern den Zustand.

Lachesis bei Schmerzen links

Dosierung
2-mal täglich
5 Globuli
Lachesis C6

Brennende Schmerzen, oft wechselnd, Schweißausbrüche und großer Kräfteverschleiß sind typische Kennzeichen für Lachesis.
Die geringste Berührung ist kaum auszuhalten. Lachesis ist ein ausgesprochenes »Linksmittel«, die Schmerzen beginnen links, um dann nach rechts überzugreifen. Die Ischiasschmerzen können aber auch ausschließlich rechts auftreten.

Modalitäten

Besser durch ruhiges Liegen im Bett. Verschlechterung nach dem Schlaf, deshalb besteht Angst vor dem Erwachen. Schlechter auch durch Sitzen, speziell durch gerades Sitzen, oder durch Umhergehen.

Magnesium phosphoricum bei krampfartigem Schmerz

2-mal täglich
3 Globuli
Magnesium
phosphoricum C12

Gut geeignet ist Magnesium phosphoricum bei sehr starken, einschießenden, krampfartigen Schmerzen.
Seltsamerweise quälen die Schmerzen meist nur nachts, am Tag sind sie verschwunden.

Modalitäten

Kälte, auch kaum spürbare, und Zugluft werden überhaupt nicht vertragen. Besserung durch Wärme und Druck.

Phytolacca bei schießendem Schmerz und Zerschlagenheit

2-mal täglich
5 Globuli
Phytolacca C6

Bei stechenden, reißenden, insbesondere schießenden Schmerzen hilft Phytolacca. Ein starkes Gefühl der Zerschlagenheit ist typisch. Der Schmerz wandert von der Hüfte aus über die Außenseite des Ober- und Unterschenkels, meist auf der rechten Seite. Dabei besteht oft Gefühllosigkeit in diesem Bein. Die Patienten sind unruhig, möchten sich ständig bewegen, obwohl dies ihre Schwäche kaum zulässt – in diesen Fällen hilft Phytolacca.

Modalitäten

Verschlimmerung bei feucht-kaltem Wetter oder durch Abkühlung, ebenso bei Bewegung, nachts und im Stehen.
Besserung wird durch Wärme erzielt, in vollkommener Ruhe, bei trockenem Wetter. Gegendruck kann die Beschwerden lindern wie auch verschlimmern.

Rhus toxicodendron gegen Schmerz bei feuchtkaltem Wetter

Dosierung
2-mal täglich
5 Globuli Rhus
toxicodendron C6

Wenn die Schmerzen bei feucht-kaltem Wetter, durch Überdehnen oder eine falsche Bewegung entstanden sind, sollten Sie Rhus toxicodendron anwenden. Speziell bei linksseitigem Ischias nach einer falschen Bewegung ist dieses Mittel geeignet. Nach dem Waschen in kaltem Wasser kann es schlechter werden. Charakteristisch ist auch das Taubheitsgefühl und Ameisenlaufen entlang des Ischiasnervs.
Oft ist der Schmerz begleitet von dem Gefühl, als ob die Lendenwirbelsäule aus Glas wäre und bei Bewegung – z. B. Beugen – zerbrechen würde.

Modalitäten

Besserung erfolgt durch fortgesetzte Bewegung und eine Veränderung der Lage; auch durch warmes Wetter und warme Anwendungen.
Verschlechterung durch Schlaf, nachts und bei Ruhe, bei Beginn einer Bewegung; ebenso bei jeglicher Kälte und Nässe.

Kinderkrankheiten

Die klassischen Kinderkrankheiten gibt es auch heute noch. Doch Vorsicht: Es sind ernst zu nehmende Krankheiten, die laut Gesetz von Heilpraktikern nicht behandelt werden dürfen. Wenden Sie sich daher an einen erfahrenen Homöopathen!

Homöopathie heilt Kinder wie Erwachsene, Babys wie alte Menschen. Doch es kommt auf die Menge der Mittel an!

Homöopathie bei Kinderkrankheiten

	Diphtherie	Keuchhusten	Masern	Mumps	Röteln	Scharlach	Windpocken
Ailanthus	•					•	
Apis	•		•		•	•	
Baptisia	•					•	
Barium carbonicum		•		•	•		
Belladonna	•	•	•	•	•	•	•
Bryonia		•	•			•	
Coccus cacti		•					
Corallium rubrum		•					
Cuprum metallicum		•				•	
Drosera		•	•				
Ferrum phosphoricum		•	•	•			
Ipecacuanha		•	•			•	
Kalium bichromicum	•	•	•	•			
Lachesis	•		•	•		•	
Mercurius cyanatus	•						
Mercurius solubilis	•			•	•	•	•
Phytolacca	•			•		•	
Pulsatilla		•	•	•	•		•
Rhus toxicodendron	•		•	•		•	•
Sulfur	•	•	•		•	•	•

Infektanfälligkeit im Kindesalter

Der kindliche Organismus und sein Immunsystem sind einer Fülle von Belastungen ausgesetzt. Gelingt die Verarbeitung der Außenreize oder die Anpassung daran nicht, so kommt es neben diversen Infekten auch zu Kinderkrankheiten. Schützen Sie Ihr Kind, indem Sie sich über die ersten Anzeichen klassischer Kinderkrankheiten informieren und den Homöopathen rechtzeitig zu Rate ziehen.

Kinderkrankheiten homöopathisch heilen

Es existieren gute und erprobte homöopathische Mittel gegen Masern, Mumps, Keuchhusten ... Aber setzen Sie sie Ihrem Kind zuliebe nicht ohne fachkundige Beratung ein. Eine pauschale Behandlung ohne Berücksichtigung des individuellen Typs und der genauen Ursachen der Erkrankung kann nicht als seriös gelten!

Viele Kinder sind anfällig für Krankheiten, und die klassischen Kinderkrankheiten ziehen oft epidemieartig durch einen Kindergarten. Fragen Sie nach Homöopathie, sie hat keine Nebenwirkungen!

Krampfadern

Siehe »Krampfadern in der Schwangerschaft« (Seite 160ff.).

Magenbeschwerden

Hastiges Essen, Fastfood und Stehimbiss fordern ihren Tribut: Der Magen lässt sich nicht alles gefallen. Sechs Arzneien haben wir für Sie ausgesucht, um Erleichterung zu finden. Am besten ist allerdings, Sie gönnen sich beim Essen viel, viel Zeit.

Bryonia bei Magenschmerzen mit Kopfweh

Ein trockener Mund, trockener Rachen und heftige Kopfschmerzen deuten auf Bryonia als das geeignete Mittel. Ungewöhnlich starker Durst auf kaltes Wasser ist typisch.

Dosierung
2-mal täglich
5 Globuli Bryonia C6

Pulsatilla nach fettem Essen

Dosierung

Morgens und abends
je 5 Globuli Pulsatilla
C6, 5 Minuten vor
den Mahlzeiten

Magenschmerzen und Übelkeit nach zu reichlichem, schwerem Essen, nach Schweinefleisch und fetten Würsten heilen Sie mit Pulsatilla. Fett wird von den Betroffenen überhaupt nicht vertragen. Der Geschmack der Speisen bleibt lange erhalten. Kein Durst und großes Verlangen nach frischer Luft.

Pulsatilla, das Frauenmittel, hilft besonders bei sanftmütigen, leicht zu Tränen neigenden, empfindsamen, schüchternen Menschen.

Carbo vegetabilis bei Gastritis

2-mal täglich
3 Globuli Carbo
vegetabilis C12

Bei Gastritis, Nahrungsmittelallergie, Durchfällen, wenn Sie verdorbene Speisen gegessen haben und Pulsatilla keinen Erfolg brachte, speziell nach verdorbenen Eiern, hilft Carbo vegetabilis. Auch bei starken Blähungen.

Bei überschüssiger Säure im Magen, mit Brennen, können Sie Carbo ebenfalls versuchen. Aufstoßen, Schwere- und Völlegefühl, Schläfrigkeit sind die klassischen Kennzeichen. Ein zusammenziehender Schmerz, zur Brust ausstrahlend, und eine Auftreibung des Bauchs kommen hinzu. Starke Abneigung besteht gegen fette Speisen, selbst ganz normales Essen macht Beschwerden.

Ipecacuanha bei dauernder Übelkeit

2-mal täglich
5 Globuli
Ipecacuanha C6

Bei dauernder Übelkeit, Erbrechen von Nahrung, Galle, Blut oder Schleim hilft Ipecacuanha. Die Zunge ist sauber, nicht belegt. Viel Speichelfluss ist hier typisch. Ein Schlaffheitsgefühl im Magen ist bestimmend. Verschlechterung erfolgt bei feuchtwarmem Wetter.

Chamomilla nach Ärger

2-mal täglich
5 Globuli
Chamomilla C6

Chamomilla wirkt hauptsächlich bei geistigen und emotionellen Symptomen: Bei Magenkrämpfen hilft es nach starkem Ärger und

Zorn. Chamomilla-Typen sind hoch empfindlich und sehr reizbar. Sie verspüren meist großen Durst und fühlen sich heiß an. Chamomilla ist ein hervorragendes Mittel für weinende, quengelnde Kinder. Bei Magenbeschwerden hilft es vor allem nach Ärger und Zorn.

Nux vomica für Karrieremenschen

Übelkeit und Sodbrennen nach zu reichlichem, zu hastig eingenommenem Essen lindern Sie mit Nux vomica. Übelkeit, auch morgens, und Magenschmerz sind so schnell vergessen. Um den Magen sind die Betroffenen sehr druckempfindlich.

Fett wird gern gegessen und gut vertragen. Nach durchzechten Nächten hilft das Mittel gut. Nux vomica ist eines der am häufigsten vorkommenden Konstitutionsmittel. Ein typisches Männer- und Managermittel: viele Zigaretten, viel Kaffee, viel Wein, hoher Verbrauch von Magentabletten. Die Patienten sind reizbar und sehr ehrgeizig. Wenn Frauen zu Karrierefrauen werden, brauchen auch sie Nux vomica.

Dosierung
2-mal täglich
5 Globuli
Nux vomica C6

Meniskusverletzungen

Arnica bei Stürzen

Das viel gebrauchte Arnica hilft auch bei Meniskusschäden, den Schock zu überwinden und die Verletzung schneller zu heilen. Charakteristische Zeichen für den Bergwohlverleih, wie die Arnica im Deutschen auch genannt wird, sind: Zerschlagenheitsgefühl, Angst, berührt zu werden. Die Betroffenen möchten in erster Linie ihre Ruhe haben.

Halbstündlich
5 Globuli Arnica C6
oder 1-–2-mal täglich
3 Globuli Arnica C30

Modalitäten

Durch Bewegung verschlimmern sich die Beschwerden am Meniskus. Besser durch Wärme.

Bryonia bei stechenden Schmerzen

Dosierung
2-mal täglich
5 Globuli
Bryonia C6

Die Schmerzen sind stechend oder reißend. Größte Ruhe ist für die Betroffenen erforderlich. Typisch dafür, dass Bryonia Ihr geeignetes Mittel für die Meniskusverletzung ist, sind auch die trockenen Schleimhäute.

Modalitäten

Durch Druck oder Liegen auf der schmerzenden Seite besser. Schlechter durch Wärme. Machen Sie also keine warmen Umschläge! Die geringste Bewegung verschlimmert die Beschwerden am Meniskus ebenfalls.

Rhus toxicodendron, wenn Bewegung hilft

2-mal täglich
5 Globuli Rhus
toxicodendron C6

Bester Hinweis auf Rhus toxicodendron ist, dass die Schmerzen bei der ersten Bewegung zunächst schlimmer, bei fortdauernder Bewegung aber deutlich besser werden. Auch Reiben der schmerzenden Stellen, Wärme und Druck verbessern den Zustand.

Modalitäten

Schlechter in der Ruhe und nachts; bei feuchtkaltem Wetter; beim Aufstehen vom Sitzen, beim Bergabgehen.

Muskelkater

Arnica bei Zerschlagenheit am ganzen Körper

1-mal täglich
3 Globuli
Arnica C30, eventuell
die Einnahme
am folgenden Tag
wiederholen

Typisch ist ein Wundgefühl am ganzen Körper, Sie können nicht gerade stehen. Eine Empfindung, als sei eine Dampfwalze über Sie hinweggerollt, macht sich breit. Das Zerschlagenheitsgefühl ist auch schon nach einem langen Einkaufsbummel möglich. Jetzt erscheint das Bett als zu hart.

Modalitäten

Schlimmer wird der Muskelkater durch nahezu jede Bewegung und Berührung.

Bellis perennis

Ein tiefes Schmerz- und Wundgefühl entsteht. Steifheitsgefühle, auch nach Autofahren oder langem Reisen, sind charakteristisch.

Modalitäten

Besser durch lokale Kälteanwendung und fortgesetzte Bewegung. Schlimmer durch Berührung, Bettwärme oder ein heißes Bad.

Dosierung

1-mal täglich 3 Globuli Bellis perennis C30, eventuell die Einnahme nach 2–3 Stunden wiederholen

Bryonia nach Kälte

Wenn der Muskelkater durch kaltes Duschen oder eine Abkühlung nach größerer Belastung, beispielsweise Sport, auftritt, hilft Bryonia. Die betreffenden Partien sind steif mit stechenden Schmerzen bei der kleinsten Bewegung. Bücken und tiefes Durchatmen sind sehr unangenehm.

Modalitäten

Druck, Ruhe und Liegen auf den schmerzenden Stellen verbessern die Beschwerden.
Schlimmer wird es durch geringste Bewegung, Wärme, Berührung.

1-mal täglich 3 Globuli Bryonia C30, eventuell die Einnahme nach 2–3 Stunden wiederholen

Rhus toxicodendron nach Nässe

Nach Überanstrengung und Nässe hilft Rhus toxicodendron.

Modalitäten

Besser durch fortgesetzte Bewegung und Wärme sowie warme Anwendungen.

1-mal täglich 3 Globuli Rhus toxicodendron C30, eventuell die Einnahme nach 2–3 Stunden wiederholen

Nervenverletzungen der Wirbelsäule
Rhus toxicodendron bei Überdehnung

Dosierung
2-mal täglich
5 Globuli Rhus
toxicodendron C6

Rückenschmerzen nach einer falschen Bewegung mit Taubheits- und Lähmungsgefühl in den Beinen beseitigt Rhus toxicodendron. Das Liegen ist in der Mehrzahl der Fälle oft nur in Rückenlage auf einer harten Unterlage möglich.

Modalitäten

Besser durch Reiben, Wärme, Ausstrecken der betroffenen Glieder. Auch bei fortdauernder Bewegung.
Schlechter in der Ruhe, nachts, bei Feuchtigkeit und bei nasskaltem Wetter.

Bellis perennis bei Rückenverletzungen

2-mal täglich
5 Globuli
Bellis perennis C6

Bei Nervenverletzungen oder einer Steißbeinneuralgie nach einer Rückenverletzung hilft Bellis perennis.

Modalitäten

Besser durch kontinuierliche, gleichmäßige Bewegung; lokale Kälteanwendungen.
Durch Berührung, Bettwärme, heiße Bäder schlechter.
Kaltes Baden wird bei Nervenverletzungen nicht vertragen.

Conium bei Wirbelsäulenverletzungen mit Schwindel

2-mal täglich
5 Globuli Conium C6

Beschwerden nach Wirbelsäulenverletzungen kann auch Conium heilen. Der Schwindel und die Übelkeit, die nach Verletzungen der Halswirbelsäule zurückbleiben, sind so stark, dass der Betreffende kaum aufstehen kann.

Wenn nach Verletzungen der Lendenwirbelsäule ein Lähmungs- und Taubheitsgefühl in der unteren Körperhälfte auftritt, ist immer an Conium zu denken. Suchen Sie aber unbedingt einen Arzt auf! Conium hilft auch bei Steißbeinneuralgien, die sich beim Stehen verschlechtern.

Modalitäten

Besser durch Bewegung, leicht nach vorne gebeugte Haltung.
Schlechter durch Erschütterung, nachts, Stehen, enge Kleidung.

Hypericum bei Kopfverletzung und Trigeminusneuralgie

Dosierung
2-mal täglich
5 Globuli
Hypericum C6

Bei einer Kopfneuralgie nach Kopfverletzungen, Trigeminusneuralgien in Zusammenhang mit kranken Zähnen oder Zahnschmerzen, einem Taubheitsgefühl in den Beinen nach Bandscheibenvorfall, lästigem Kribbeln nach Rückenmarknarkose, einer Nervenentzündung nach Injektion hilft Hypericum.

Modalitäten

Besser durch Reiben und ruhiges Liegen.
Schlechter durch Kälte, Anstrengung und Erschütterung, nachts und morgens beim Erwachen.

Vorsicht bei Hypericum

▶ Meiden Sie Hypericum unbedingt vor Operationen! Die Wirkung Ihres Narkosemittels kann durch dieses homöopathische Mittel eingeschränkt werden!

▶ Bei der Einnahme von Hypericum in niederen Potenzen besteht erhöhte Gefahr eines Sonnenbrands. Meiden Sie also starke Sonneneinstrahlung!

Ohrenschmerzen und Mittelohrentzündung

Ohrenschmerzen können die Plage vieler Kinder und damit deren Eltern sein; aber auch Erwachsene leiden mitunter darunter. Sie treten bevorzugt nachts und mit großer Heftigkeit auf. Wegen der möglichen Gefahr einer Ausbreitung auf die Schädelknochen hinter den Ohren oder auf die Hirnhäute werden schnell Antibiotika verschrieben. Dies kann in den meisten Fällen vermieden werden.

Hilfe bei Ohrenschmerzen

Folgende Maßnahmen lindern die Schmerzen, bis das passende homöopathische Mittel von innen heraus wirkt:

▸ Das Zwiebelsäckchen: Sie zerkleinern eine mittelgroße Zwiebel fein, geben diese in ein dünnes Baumwolltuch und legen es aufs Ohr. Sie können das Säckchen mit einem Wollschal oder einer Mütze fixieren. Dies ist besonders dann geeignet, wenn nur kalte Anwendungen die Schmerzen bessern und damit nur Apis, Ferrum phosphoricum, Pulsatilla oder Mercurius solubilis als homöopathische Mittel infrage kommen.

Wenn Sie bei akuten Erkrankungen auch nach der dritten Arzneigabe keine Besserung wahrnehmen, dann geben Sie das nächstpassende Mittel.

Vorsicht bei Ohrenschmerzen

▸ Die Ohrenschmerzen können sich auf die Schädelknochen ausbreiten. Bitte überprüfen Sie deshalb durch Druck auf den Warzenfortsatz, die knöcherne Vorwölbung hinter dem Ohr, ob die Schmerzen auch diesen Bereich betreffen. Ist das der Fall, müssen Sie einen Facharzt hinzuziehen.

▸ Lassen Sie den Kranken im Liegen den Kopf heben. Ist dies nicht oder nur unter Schmerzen möglich, besteht der Verdacht auf Meningitis: Dann müssen Sie unbedingt einen Arzt zurate ziehen!

▸ In allen anderen Fällen ist das Zwiebelsäckchen noch wirksamer, wenn Sie die Zwiebeln nach dem Zerkleinern in einer Pfanne ohne Fett erhitzen und/oder auf das Säckchen eine Wärmflasche legen.
▸ Einträufeln einiger Tropfen lauwarmen Oliven- oder Sonnenblumenöls direkt ins Ohr.

Akute Ohrenschmerzen mit hohem Fieber

Aconitum bei heftigen Schmerzen

Heftige Ohrenschmerzen, meist linksseitig, die entweder kurzzeitig, nachdem die ungeschützten Ohren kaltem Wind ausgesetzt waren, oder kurz vor Mitternacht in Verbindung mit hohem Fieber auftreten. Zu Beginn des Fieberanstiegs besteht Frost, teilweise auch Schüttelfrost, später ist die Haut dann trocken und heiß.

Dosierung
Halbstündlich 3 Globuli Aconitum C6, bei Besserung in zunehmenden Zeitabständen

Aconitum-compositum-Ohrentropfen

Das äußere Ohr ist oft rot und heiß. Es besteht eine Überempfindlichkeit gegenüber Geräuschen. Kinder brüllen vor Schmerzen, Erwachsene haben das Gefühl, vor Schmerzen verrückt zu werden. Schlimmer werden die Beschwerden nachts gegen 23 Uhr und in sehr warmen Räumen.

Gegebenenfalls zusätzlich zu Aconitum 3-mal täglich 3 Tropfen der angewärmten Tropfen

Apis bei stechenden, brennenden Schmerzen

Stechende oder brennende Schmerzen, besonders beim Schlucken, oft in Verbindung mit Halsschmerzen, heilen Sie mit Apis. Eine ödematöse, rosa Schwellung des Trommelfells ist typisch, der Erguss im Mittelohr scheint durch. Eventuell besteht auch eine rosafarbene Schwellung des Rachens und Zäpfchens.
Die Patienten haben keinen Durst während des Fiebers. Urin wird nur wenig abgegeben; er ist stark gefärbt.

Halbstündlich 3 Globuli Apis C6

Homöopathische Mittel und Schlaf

▸ Die Dosierungshinweise »halbstündlich« oder »stündlich« gelten nur, wenn der Patient wach ist. Falls er schläft, erfolgt die nächste Gabe erst nach dem Erwachen.

▸ Wenn der Kranke bald nach der Gabe eines Mittels in einen ruhigen Schlaf fällt, so kann dies als wichtiger Hinweis dafür gesehen werden, dass die passende homöopathische Arznei gegeben wurde.

Modalitäten

Schlimmer durch Wärme, durch Berührung, beim Schlucken und Kauen. Besserung bei Kälte, kalten Anwendungen am Ohr.

Belladonna bei klopfenden Schmerzen

Dosierung
Halbstündlich
3 Globuli Bella-
donna C6

Der Patient wacht bald nach dem Einschlafen mit Ohrenschmerzen – vorwiegend auf der rechten Seite – auf, hat ein rotes Ohr oder einen hochroten Kopf, die Pupillen sind erweitert. Ebenso typisch ist ein plötzliches Aufschreien bei Kindern am Nachmittag oder Abend. Nach einigen Minuten verschwinden die Ohrenschmerzen wieder ebenso plötzlich. Helles Licht, lautere Geräusche, Erschütterungen, das Berühren oder Untersuchen des Ohrs können einen Schmerzanfall auslösen. Der Schmerz wird als klopfend, hämmernd oder pulsierend beschrieben. Mit den Ohren kann auch das ganze Gesicht schmerzen. Das Trommelfell ist meist leuchtend rot. Charakteristisch für das Fieber ist, dass die Röte des Kopfes auch nach dem Aufstehen anhält. Der Patient »dampft«, bleibt aber dennoch zugedeckt liegen, denn abgedeckt friert er sofort. Hände und/oder Füße sind zwischendurch kalt; das Pulsieren der Halsschlagadern ist oft sichtbar.

Modalitäten

Schlimmer werden die Ohrenschmerzen durch Kälte, Licht, Erschütterung. Besserung durch Wärme.

Chamomilla für zahnende Kinder

Dosierung
Halbstündlich
3 Globuli
Chamomilla C6

Die Ohrenschmerzen treten bei kleinen Kindern meist anfallsweise in Verbindung mit dem Zahnen (neben starken Schmerzen im Kiefer und Durchfall) auf und fühlen sich an, als ob mit Messern ins Trommelfell gestochen würde.

Ohrenschmerzen in Verbindung mit Halsschmerzen deuten auch auf Chamomilla als das geeignete Mittel. Die betroffene Gesichtshälfte ist meist rot und heiß, die andere blass. Das Ohr kann sich auch wie verstopft oder voll anfühlen. Der Betreffende ist überempfindlich, vor allem gegenüber Geräuschen, und er ist reizbar, übel gelaunt und ruhelos. Kinder müssen ständig betreut werden. Sie fordern energisch verschiedene Dinge und weisen diese dann trotzig zurück, wenn sie sie erhalten.

Modalitäten

Schlimmer bis Mitternacht, durch Wärme, warme Getränke und beim Bücken. Besser wird der Zustand, wenn Sie das Kind umhertragen, streicheln. Erleichterung setzt auch nach dem Schwitzen ein.

Allmählich einsetzende Ohrenschmerzen mit mäßigem Fieber

Ferrum phosphoricum bei ziehenden Schmerzen

Stündlich 5 Globuli
Ferrum phosphoricum C12 , bei
Besserung seltener

Ziehende Ohrenschmerzen im ersten Entzündungsstadium, wenn das Mittelohr rot, heiß, geschwollen und schmerzhaft ist, oder einen Tubenkatarrh heilen Sie mit Ferrum phosphoricum. Anfallsweise klopfende Schmerzen sind typisch, der Patient spürt den Pulsschlag im Ohr. Ohrgeräusche und eine Neigung zu Nasenbluten fallen auf. Das Fieber steigt langsam bis maximal 39 °C. Die Gesichtsfarbe wechselt häufig, mal sind die Betroffenen blass – im Sitzen oder Stehen –, mal rot – im Liegen. Der Puls ist schwach und rasch.

Modalitäten

Schlimmer nachts, besonders zwischen vier und sechs Uhr morgens. Besser durch kalte Anwendungen und langsames Umhergehen.

Ohrenschmerzen nach einer Erkältung

Belladonna bei Kopfgrippe

Dosierung
Halbstündlich 3 Globuli
Belladonna C6

Bei Ohrenschmerzen mit Kopfgrippe probieren Sie Belladonna.

Dulcamara bei zerrenden Ohrenschmerzen

Alle 2 Stunden
5 Globuli
Dulcamara C6

Zerrende Ohrenschmerzen, meist linksseitig, bei feuchtem Wetter, nach feuchtkaltem Wind oder Nässe behandeln Sie mit Dulcamara. Oft sind die Ohrenschmerzen von Übelkeit begleitet.

Modalitäten

Schlimmer wird es nachts. Besserung tritt durch Wärme ein; in der Bettwärme mit eingehüllten Ohren fühlen sich die Patienten wohl.

Gelsemium bei bohrenden, stechenden Ohrenschmerzen

Alle 2 Stunden
5 Globuli
Gelsemium C6,
bei Besserung seltener

Bohrende oder stechende Ohrenschmerzen, die eher rechtsseitig und periodisch auftreten, lindern Sie mit Gelsemium. Auch schießende Halsschmerzen, die beim Schlucken zum Ohr ziehen, deuten auf dieses Mittel. Geschwollene Gaumenmandeln sind ein weiteres Zeichen. Schlimmer werden die Beschwerden im Sitzen.

Ohrenschmerzen individuell heilen

	Aconit	Apis	Belladonna	Chamomilla	Dulcamara	Ferrum phosphoricum	Gelsemium	Hepar sulfuris	Magnesium phosphoricum	Mercurius solubilis	Pulsatilla	Sepia
Ohrenschmerzen rechts			●				●			●	●	●
Ohrenschmerzen links	●				●						●	
Schmerzen nachts					●			●		●	●	●
Schmerzen anfallsweise				●		●						
Bettwärme verschlechtert		●								●	●	
Besserung warm eingewickelt im Bett				●	●			●	●			
Schmerzen beim Drehen des Kopfes									●			
Schmerzen bei feuchtem Wetter					●							
Schmerzen während des Fieberfrosts	●	●										
Schmerzen beim Gehen im Freien											●	
Schmerzen durch Lärm			●									
Gesichtsschmerzen zusätzlich			●									
Halsschmerzen zusätzlich		●	●									
Besserung durch kalte Anwendungen		●								●	●	
Schmerzen in kalter Luft					●			●				
Schmerzen beim Kauen	●	●						●				
Schmerzen durch Zugluft					●			●				
Periodische Schmerzen							●					
Schmerzen beim Schlucken		●								●		
Schmerzen beim Schnäuzen								●			●	
Schmerzen im warmen Zimmer											●	
Besserung im warmen Zimmer												●
Schmerzen in kaltem Wind												●
Schmerzen erstrecken sich in den Nacken			●									

Mercurius solubilis bei Ohren- und Halsschmerzen

Dosierung

Alle 2–3 Stunden
3 Globuli Mercurius
solubilis C12

Rechtsseitige Ohrenschmerzen oder erst links, dann rechts auftretende Schmerzen deuten auf Mercurius solubilis als das geeignete Mittel der Homöopathie. Oft kommen die Ohrenschmerzen in Verbindung mit Halsschmerzen. Die Schmerzen können derart stark werden, dass der Kranke ohnmächtig wird. Das Ohr eitert: gelbe oder grünliche Absonderung, blutig, übel riechend. Das Sekret ist derart scharf, dass es Gehörgang und Ohrmuschel anätzen kann – bis hin zu einer Ekzembildung. Obwohl der Kranke leicht friert, verträgt er die Bettwärme schlecht und schwitzt reichlich. Der Schweiß färbt die Kleidung und Bettwäsche gelb.

Modalitäten

Schlimmer nachts, in der Bettwärme, beim Bücken und Schlucken.

Pulsatilla bei Ohrenschmerzen und Schnupfen

Alle 2 Stunden
3 Globuli
Pulsatilla C6

Die Ohrenschmerzen entstehen durch Kälte oder als Folge eines eitrigen Schnupfens und können rechts oder links auftreten. Bis sich das Trommelfell öffnet und der Eiter abfließt, kann der Schmerz derart gewaltig sein, dass die Kranken fast den Verstand zu verlieren scheinen. Die Absonderung kann dickflüssig, eitrig, blutig, gelb oder gelbgrün sein.

Die Kranken sind weinerlich, launisch, wechselhaft und sehr anlehnungsbedürftig. Sie besitzen ein großes Frischluftbedürfnis, müssen sich aber warm anziehen, weil sie sonst schnell frieren.

Modalitäten

Schlimmer werden die Schmerzen in warmen Räumen, in der Bettwärme; nachts. Besserung im Freien, im Kühlen; durch kalte Anwendungen.

Sepia bei Ohrenschmerzen nach Wind/Luftzug

Reißende, stechende oder ziehende Schmerzen, häufiger auf dem linken als auf dem rechten Ohr, heilen Sie mit Sepia. Zahnschmerzen können hinzukommen. Die Beschwerden beginnen häufig gegen Ende eines Schnupfens oder nach dem Aufenthalt in kaltem Wind.

Dosierung
Alle 2 Stunden
3 Globuli Sepia C12

Modalitäten

Schlechter werden die Ohrenschmerzen morgens, abends und nachts, ebenso durch kalte Anwendungen, in (kaltem) Wind, im Freien; auch während des Stuhlgangs.
Besserung tritt nach dem Schlaf ein, durch das Liegen im warmen Bett mit warm eingehüllten Ohren.

Ohrenschmerzen durch Kälte oder kaltes Wasser

Aconitum nach kaltem Wind

Bei Ohrenschmerzen, die unmittelbar nach dem Aufenthalt in kaltem Wind aufkommen, nehmen Sie Aconitum. Gegebenenfalls mit Aconitum-compositum-Ohrentropfen (siehe Seite 113) zusammen behandeln.

Halbstündlich
3 Globuli
Aconitum C6

Hepar sulfuris bei schießenden Ohrenschmerzen

Stechende Schmerzen, die von einem Ohr zum anderen hindurchschießen als Folge trockener Kälte, trocken-kaltem Wind oder kalter Zugluft, heilen Sie mit Hepar sulfuris. Die Schmerzen können bis zur Ohnmacht führen. Der Eiter ist dick, gelb, blutig und übel riechend. Sehr reizbare, leicht frierende Menschen, die sich aufgrund ihrer großen Kälteempfindlichkeit an den zu wenig bekleideten Körperpartien schnell erkälten, sind die typischen Hepar-sulfuris-Patienten.

Stündlich 3 Globuli
Hepar sulfuris C12

Modalitäten

Schlimmer durch Kälte, kalte Luft, Zugluft, im Freien; im Winter; durch kalte Anwendungen; durch das Liegen auf dem schmerzenden Ohr und beim Kauen.
Besser durch Wärme, warmes Einhüllen des Kopfes, örtliche Wärme.

Magnesium phosphoricum bei neuralgischen Schmerzen

Dosierung
Stündlich 3 Globuli Magnesium phosphoricum C12, bis eine Besserung eintritt

Die heftigen krampfartigen oder neuralgischen Ohrenschmerzen sind meist auf der rechten Seite oder hinter dem rechten Ohr angesiedelt. Sie beginnen nach dem Gehen in kaltem Wind oder nach dem Schwimmen, Tauchen in kaltem Wasser; auch im Hochsommer sind sie möglich.

Modalitäten

Schlimmer durch Kälte, kaltes Wasser, Waschen des Gesichts mit kaltem Wasser; beim Drehen des Kopfes. Besserung durch Wärme.

Prellungen, Zerrungen, Muskel- und Nervenschmerzen

Arnica bei Unfall und Überlastung

Arnica ist das Trauma- und Überlastungsmittel. Es gehört in jede Hausapotheke, in jeden Rucksack für Bergsteiger, in jedes Notfalltäschchen für Radfahrer. Bei allen Stürzen in Haus und Garten, beim Sport und unterwegs sollten Sie zuerst an Arnica denken. Sehr wirksam ist es gegen Schock.
Arnica wird verwendet bei Überempfindlichkeit des ganzen Körpers, bei Muskelkater, Zerschlagenheit, Überanstrengung; vor und nach Operationen, vor dem Zahnarztbesuch, vor der Geburt.

Kennzeichen für Arnica

Große Müdigkeit, der Patient fühlt sich wie zerschlagen. Er hat Angst vor Berührung und verhält sich abweisend. Das Bett erscheint ihm knochenhart. Der Kopf ist heiß, der Körper kalt.

Dosierung

▸ Arnica C6 oder C12, halbstündlich 3 Globuli oder Tropfen oder 1 Tablette, bis Besserung eintritt.
▸ Kinder bekommen 2 Globuli oder 1/2 Tablette.
▸ Sofort nach einem Unfall (Quetschung, Sturz, Hundebiss usw.) 10 Tabletten Arnica C4, dann alle 2 Stunden 3 Tabletten.
▸ Auch die Einnahme von 3 Globuli C30 oder C200 ist möglich, aber nur in größeren Abständen:1- bis 2-mal pro Tag.
▸ Bei Operationen: Unmittelbar vorher 3 Globuli Arnica C30.
▸ Vor und nach schwierigen Zahnbehandlungen: 3 Globuli C30; nach der Bohrung wiederholen Sie die Einnahme 3-mal – abends, am Morgen und am nächsten Abend.

Modalitäten

Liegen, den Kopf tief lagern und Ruhe verbessern.
Berührung, geringster Druck, Bewegung und Erschütterung verschlechtern – besonders abends und nachts, auch nach dem Schlaf.

Unterstützung der Behandlung

Zur Unterstützung der Behandlung mit Arnika bei Quetschungen und Zerrungen eignen sich Kompressen mit Arnikaessenz auf der betroffenen Stelle. Bei Prellungen und Verstauchungen baden Sie das betroffene Gelenk 1- bis 2-mal täglich in einer warmen Lösung aus 1 Esslöffel essigsaurer Tonerde auf 1 Tasse Wasser oder 1 Teelöffel Arnikaessenz auf 1 Liter Wasser.

Heiße Wickel oder Kompressen schaffen neben der homöopathischen Behandlung Linderung.

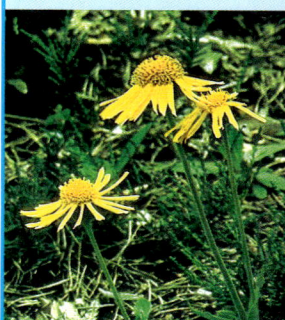

Arnica montana, der Bergwohlverleih, wird in der Homöopathie frisch (blühende Pflanze) oder getrocknet (unterirdische Teile) verwendet.

Ruta graveolens bei Knochenhautverletzungen

Dosierung
Halbstündlich
5 Globuli oder
1 Tablette Ruta gra-
veolens C4 oder C6,
bei Besserung in grö-
ßeren Abständen

Ruta lindert Schmerzen, Verletzungen der Knochenhaut, speziell bei Schienbeinverletzungen. Aber auch sonst ist es wirksam bei Folgen von Stößen oder Schlägen, bei Quetschungen, Überanstrengung der Bänder und Sehnen. Ruta ist ein bewährtes Fußballermittel. Sie können es auch einsetzen bei Handgelenkschmerzen, die bei Bewegung besser werden.

Achtung: Ruta graveolens dürfen Sie nicht in der Schwangerschaft nehmen! Ruta gilt in der Volksmedizin als Abtreibungsmittel.

Bryonia bei stechenden Schmerzen

3-mal täglich
5 Globuli Bryonia C6

Nach Arnica ist Bryonia bei Zerrungen, Muskel- und Nervenschmerzen das geeignete Mittel, wenn stechende Schmerzen bestehen bleiben. Es hilft gut bei Muskel- und Rückenschmerzen nach Überanstrengung oder falscher Bewegung. Wenn die betroffene Muskulatur steif ist und stechend bei der geringsten Bewegung schmerzt, ist Bryonia Ihr Mittel. Auch nach kaltem Duschen bei erhitztem Körper hat sich Bryonia bewährt.

Modalitäten

Besser durch Ruhe, Kühle, Liegen auf dem schmerzhaften Bereich und festem Druck auf die schmerzhafte Stelle.
Schlechter bei geringster Bewegung, Wärme und Berührung.

Hypericum perforatum gegen Nervenschmerzen

3-mal täglich
5 Globuli Hypericum
perforatum C6

Hypericum trägt den Beinamen »Arnica der Nerven«, weil es bei allen Verletzungen verwendet wird, bei denen Nerven in Mitleidenschaft gezogen wurden: bei Rissen, Durchtrennungen von Nerven, zerfleischten und zerfetzten Gliedern. Besonders wirksam ist es in der

Nähe der Tastsinne, also an Fingern, Handflächen, Fußsohlen, Nägeln. Außerdem hilft es bei Kribbeln in Händen und Füßen, bei Stumpfneuralgien und Phantomschmerz.

Wenn beim Zahnarzt die Gefahr droht, dass der Nerv getroffen wird, ist Hypericum als Vorsorge nützlich.

Hypericum nach Arnica

Hypericum ist bei Nervenschmerzen oft das Folgemittel von Arnica, wenn Arnica nicht die erwünschte Heilung bringt oder wenn die Schmerzen nicht nachlassen.

Bei eingequetschten Fingern und Zehen, nach einem schmerzhaften Sturz auf das Steißbein gibt man zuerst Arnica. Wenn nach abgeklungener Schwellung Nervenschmerzen oder Taubheitsgefühle zurückbleiben, wird Hypericum eingesetzt. Hypericum hilft auch noch nach Jahren.

Modalitäten

Besser durch das Beugen des Kopfes nach hinten. Bei Kälte, Feuchtigkeit, Nebel, Luftzug und bei Berührung werden die Beschwerden schlechter.

Rhus toxicodendron als »Möbelpackermittel«

Rhus toxicodendron wirkt gut bei allen Folgen von Zerrungen, Verrenkungen, Verheben und Überanstrengung. Das Mittel gilt als »Möbelpackerhelfer« und ideales Umzugsmittel. Es ist hilfreich, wenn die Beschwerden bei fortgesetzter Bewegung oder bei längerem Laufen besser werden.

Auch im Wechsel mit Arnica können Sie Rhus toxicodendron einsetzen: Beide Mittel nehmen Sie dann in der Potenz C6 stündlich jeweils 1-mal im Wechsel.

Dosierung
5 Globuli Rhus toxicodendron C6, in den ersten Tagen 2–3-mal täglich, dann 1-mal täglich 5 Globuli

Modalitäten

Rhus toxicodendron ist angezeigt, wenn die Beschwerden bei fortgesetzter Bewegung besser werden, auch bei längerem Laufen. Besser auch bei Wärme (Wärmflasche, heiße Bäder sind also sehr hilfreich). Schlechter nachts, bei Ruhe, zu Beginn der Bewegung (sehr kennzeichnend!), bei Nässe und Kälte.

Prüfungsangst und Lampenfieber

Herzklopfen vor Prüfungen, unerträgliche Angst zu versagen: Nur wenige sind dagegen gefeit. Es gibt folgende homöopathischen Möglichkeiten, dem schrecklichen Lampenfieber Einhalt zu gebieten: Argentum nitricum LM6, Gelsemium LM6, Lycopodium LM6, Phosphor LM6, Silicea LM6, Strophantus LM6.

Argentum nitricum bei ängstlicher Unruhe

Argentum nitricum ist ein sehr wichtiges, tief greifendes Mittel. Ohne den Rat eines erfahrenen Therapeuten müssen Sie damit sehr vorsichtig sein; Sie dürfen es nicht in hohen Potenzen verwenden!
Es hilft bei Prüfungsangst und allen anderen aufregenden Ereignissen, wenn man z. B. ganz plötzlich auf die Toilette muss, weil man Durchfall bekommt. Typisch ist folgende Situation: Im Examen weiß der Prüfling viel, hat aber plötzlich ein Blackout, das ihn völlig aus der Fassung bringt. Hier hilft Argentum nitricum.

Gelsemium bei nervöser Unruhe

Wie mit Argentum nitricum heilen Sie auch mit Gelsemium alle nervösen Beschwerden, wenn Sie z. B. Durchfall bekommen vor einer Prüfung. Auch Krämpfe und Kopfschmerzen können Sie damit heilen. Dosierung siehe Kasten auf der nächsten Seite.

Stehen Sie vor einer Prüfung, einem Vorstellungsgespräch, einer entscheidenden Verhandlung? Homöopathie hilft!

Dosierung bei Prüfungsangst und Lampenfieber

Die homöopathischen Mittel gegen nervöse Reaktionen in kritischen Momenten können Sie folgendermaßen dosieren: Bereits 2 Tage vor der Prüfung und am Prüfungstag selbst nehmen Sie je 5 Globuli oder Tropfen des empfohlenen Mittels 10 Minuten vor dem Frühstück ein.

Lycopodium vor neuen Situationen

War der Anfang der Prüfung gut, ist der Erfolg sicher. Trotzdem hat man vor der nächsten Stunde der Bewährung immer wieder die gleiche unerklärliche Angst. Mündliche Prüfungen gelingen meist besser als die schriftlichen, obwohl mehr Angst davor besteht.

Phosphor hilft bei Versagensängsten

Wer Phosphor braucht, hatte nie ernsthafte Probleme mit Prüfungen. Geht es aber nur ein einziges Mal schief, scheint man rettungslos verloren und ist total verunsichert.

Silicea gegen Angst und Schüchternheit

Silicea-Menschen sind schüchtern und zurückhaltend, haben Angst vor wichtigen Entscheidungen. Deshalb können sie in einer mündlichen Prüfung nur sehr schwer zeigen, was wirklich in ihnen steckt. Zur Dosierung siehe Kasten oben.

Strophantus bei aufgeregtem Herzklopfen

Man bekommt Herzklopfen, wenn man an ein Ereignis nur denkt. Hier hilft Strophantus. Zur Dosierung siehe Kasten oben.

Ein gewisses Maß an Aufregung und Angst gehört bei Prüfungen einfach dazu, es beflügelt sogar zu Höchstleistungen. Richtiggehende Prüfungsangst ist dagegen leistungsmindernd, weil die ständige Erwartung des Misserfolgs den Betroffenen völlig blockiert.

Reisebeschwerden

Wer den Umgang mit homöopathischen Mitteln gewohnt ist, kann sich rasch selbst eine individuelle Reiseapotheke zusammenstellen und hat im Notfall immer die geeigneten Mittel zur Hand. Denken Sie vor einer Reise daran, dass Sie auch Mittel Ihres täglichen Bedarfs nicht vergessen und für typische Notfälle vor Ort gerüstet sind.

Aufregung mit Angst – Aconitum

Dosierung

Je 3 Globuli Aconitum C30 einen Tag vor der Reise und 30 Minuten vor Abreise

Wenn Sie ängstlich sind, das Herz schon vor Reisebeginn laut zu klopfen beginnt und Sie große Angst vor dem Fliegen haben, hilft das Schock- und Fiebermittel Aconitum. Bitte trinken Sie in den Tagen vorher keinen Kaffee!

Die Dosierung auf Reisen

▸ 3-mal täglich 3 bis 5 Globuli des empfohlenen homöopathischen Mittels C6.

▸ Wenn die Schmerzen stagnieren: 1-mal täglich 5 Globuli C12, bis endgültige Besserung eintritt.

▸ Abschließend nehmen Sie 1-mal 3 Globuli C30.

▸ Im Notfall können Sie ohne weiteres improvisieren, d. h. D-Potenzen statt C-Potenzen verwenden, D6 oder D12, wenn C6 oder C12 vorgeschlagen sind. Von Hochpotenzen (C30) lösen Sie 2 Globuli in Wasser auf und trinken Sie sie schluckweise über den Tag verteilt.

▸ Verwenden Sie keinen Metalllöffel! Wenn Horn- oder Plastiklöffel nicht vorhanden sind, einfach die Lösung schwenken.

▸ Wenn Sie keine Globuli zur Hand haben, beachten Sie die allgemein gültige Umrechnungsformel:

3–5 Globuli = 1 Tablette = 5 Tropfen

Aufregung ohne Angst – Coffea

Bei nervöser Erregung, Ruhelosigkeit und Herzklopfen wirkt der Muntermacher Kaffee – treu nach den Gesetzen Hahnemanns – in homöopathischer Potenzierung als Beruhigungsmittel, wenn Sie in der Nacht vor der Reise vor lauter Vorfreude kein Auge zutun können. Bitte aber trotzdem keinen echten Kaffee trinken!

Dosierung

3 Globuli Coffea C30 einen Tag vor Beginn der Reise, 30 Minuten vor Abreise 3 Globuli Coffea C30

Fischvergiftung – Arsenicum album

Anzeichen für eine Fisch-, Muschel-, Krebs- oder Langustenvergiftung sind Erbrechen mit Durchfall und/oder Nesselsucht. Auch Ohnmacht und Krämpfe sind möglich. Arsenicum album steht für Angst, Schwäche, Durst als kennzeichnende Begleiterscheinung der Krankheit. Frieren, Schüttelfrost und Fieber sowie eine schmerzbedingte Unruhe sind ebenfalls möglich.

Geben Sie begleitend nach einer Fischvergiftung Kohletabletten gegen den Durchfall. So wird er natürlich und ohne lästige Nebenwirkungen gestoppt.

Stündlich 3 Globuli Arsenicum album C30, bis eine Besserung eintritt

Hautausschlag nach Fischvergiftung – Urtica urens

Wenn Hautausschläge oder rheumatische Schmerzen im Vordergrund stehen, hilft Urtica urens.

Jede halbe Stunde 3 Globuli Urtica urens C6

Jetlag

Wer mit dem Flugzeug weite Strecken reist, bekommt unter Umständen Probleme mit der Zeitumstellung.

Cocculus bei Jetlag plus Übelkeit

Cocculus eignet sich hervorragend, wenn zu den Problemen der Zeitumstellung Übelkeit und Erbrechen hinzukommen. Besondere Kennzeichen für dieses Mittel sind außerdem große Traurigkeit, die Zeit

Je 1-mal 3 Globuli Cocculus C30 vor Reiseantritt und nach der Ankunft

vergeht zu rasch, auch ein schmerzhaftes Zusammenziehen der Glieder deutet auf Cocculus hin. Die Beschwerden werden umso schlimmer, je mehr Sie unter Schlafmangel leiden.

Jetlag plus Verstopfung – Nux vomica

Dosierung
Vor Beginn der
Reise und nach der
Ankunft je 3 Globuli
Nux vomica C30;
eventuell noch
3 weitere Tage lang
1-mal täglich
3 Globuli

Oft hat man nach zwölf Stunden Flug nicht nur mit der »verschwundenen« oder »gewonnenen« Zeit zu kämpfen, sondern eine lästige Verstopfung beeinträchtigt außerdem das allgemein bereits angeschlagene Wohlbefinden. Nux vomica hilft hier, auch bei zusätzlicher Reizbarkeit, bei Überempfindlichkeit gegen Geräusche und Düfte (z. B. Parfum), bei Erkältung trotz großer Hitze – der Temperatursprung ist für diese Beschwerden verantwortlich.

Magen-Darm-Beschwerden

Siehe »Magenbeschwerden«, Seite 105ff.
Siehe »Durchfall«, Seite 59f.
Siehe »Reisedurchfall«, Seite 129
Siehe »Verstopfung«, Seite 144ff.

Ohrenschmerzen

Viertelstündlich
3 Globuli Borax C6,
bis eine Besserung
eintritt

Bei Ohrenschmerzen im Flugzeug, hervorgerufen durch Sinkflug, hilft eventuell Borax. Eine Verschlimmerung bei leisen Geräuschen ist möglich, weniger bei lauten. Besserung erfolgt durch Druck.

Hilfe bei Ohrenschmerzen

Atmen Sie tief ein, halten Sie die Nase mit Daumen und Zeigefinger zu, und pressen Sie die Lippen zusammen. Jetzt kräftig ausatmen. Bei Bedarf wiederholen Sie das mehrmals, bis die Ohren wieder frei sind. Wenn es knackt, haben Sie die Schmerzen überstanden.

Reisedurchfall in abgelegenen Gebieten

Wenn Sie in der »Wildnis« sind, organisieren Sie Zucker und Salz und bereiten sich eine Mischung aus 16 gestrichenen Teelöffeln Zucker und 1 gestrichenem Teelöffel Salz, aufgelöst in 2 Litern sauberem, abgekochtem Wasser. Trinken Sie diese Mischung in kleinen Schlucken über den Tag verteilt. Hilfreich sind auch Salzstangen und Colagetränke – geschlagen bzw. verquirlt, also ohne Kohlensäure.

Reisedurchfall

Schon ein Blättchen Salat, ein zu kaltes Getränk, ein Eis kann im Urlaub zu »Montezumas Rache« führen. Nehmen Sie deshalb geeignete homöopathische Mittel zur Vorbeugung und Behandlung eines akuten Durchfalls mit (siehe auch »Durchfall«, Seite 59f.).

Okoubaka zur Vorbeugung

Okoubaka wirkt gut als Prophylaxemittel auf Reisen, besonders in fernen Ländern. Bei Anpassungsschwierigkeiten der Verdauungsorgane an fremde Kost ist es das geeignete Mittel.

Reiseübelkeit

Wird Ihnen bei Autofahrten schlecht, vertragen Sie das Fliegen nicht? Hier folgt eine Auswahl homöopathischer Hilfen. Zur Vorbeugung kann das geeignete Mittel bereits am Abend vor Reiseantritt einmal genommen werden.

Bei starker Geruchsempfindlichkeit – Colchicum

Gegen allgemeine Reisekrankheit hilft Colchicum. Starke Empfindlichkeit gegen Gerüche (Rauch, Parfum) ist typisch. Die Betroffenen

---

Manche Reisende haben Schwierigkeiten in ungewohnter Umgebung: Ihr Darm reagiert mit Trägheit und Verstopfung.
▸ Essen Sie möglichst viel Joghurt, angereichert mit Leinsamenschrot.
▸ Auch Dörrpflaumen haben sich bewährt.
▸ Bevorzugen Sie ballaststoffreiche Kost.
▸ Sorgen Sie für regelmäßige Bewegung.

Dosierung
3-mal täglich
5 Globuli
Okoubaka C3

Halbstündlich
3 Globuli
Colchicum C6

können den Anblick von Essen nicht ertragen. Auch ein inneres Kältegefühl gehört zu diesem Krankheitsbild. Verschlimmerung tritt nach ungenügendem Schlaf ein, Besserung durch frische Luft. Ein offenes Fenster wird gewünscht, auf einem Schiff muss sich der Kranke auf Deck aufhalten.

Übelkeit mit Hunger – Petroleum

Dosierung
Bei akuter Reiseübelkeit: halbstündlich 3 Globuli Petroleum C6

Ständige Übelkeit, solange sich das Fahrzeug bewegt, verlangt nach Petroleum. Trotz Übelkeit besteht das Bedürfnis nach Essen. Der Appetit lässt das Wasser im Mund zusammenlaufen.
Kennzeichnend für Petroleum sind Schwindelgefühle, plötzliches Erbrechen. Die Reiseübelkeit verschlechtert sich durch Bewegung, Aufrichten, in die Höhe blicken, Tieflage des Kopfes. Essen verbessert den Zustand.

Sodbrennen und aufgetriebener Magen – Acidum carbolicum

Halbstündlich 3 Globuli Acidum carbolicum C6

Geht dem Erbrechen ein dauerndes Aufstoßen voraus, steigt ein lästiges Hitzegefühl die Speiseröhre hinauf oder leiden die Betroffenen an schmerzhafter Auftreibung von Magen oder Bauch, dann hilft Acidum carbolicum. Typisch sind ein Verlangen nach Kaffee, Tabak usw. und ein übersteigertes Geruchsempfinden.

Angst und Schwäche – Arsenicum album

Halbstündlich 1 Globuli Arsenicum album C30

Wenn zur Übelkeit Angst oder absolute Schwäche hinzukommt, hilft Arsenicum album. Man hat großen Durst, aber nur nach kleinen Mengen Flüssigkeit. Arsenicum album kommt insbesondere dann infrage, wenn einem nach Milchgenuss und Milchprodukten (Speiseeis) übel geworden ist. Ekel vor Essen und Essensgerüchen ist typisch. Nach dem Erbrechen hat man Durst auf wenig kaltes Wasser.

Permanentes Aufstoßen – Cinnamomum

Wird Übelkeit von häufigem Luftaufstoßen begleitet, hilft Cinnamomum. Hält das Fahrzeug an, wird die Übelkeit schnell besser.

Schwindel und Schwäche – Cocculus

Wird die Übelkeit begleitet von kollapsartiger Schwäche mit starkem Schwindel, hilft Cocculus. Der Leidende hält sich still und will nicht sprechen. Verschlechterung nach Schlafmangel, Besserung durch Flachliegen. Charakteristisch: Die Zeit vergeht zu rasch, Traurigkeit, schmerzhaftes Zusammenziehen der Glieder.

Übelkeit und Schwitzen – Tabacum

Kommen zum Schwindel kalter Schweiß und sehr viel Speichelfluss hinzu, hilft Tabacum. Man fühlt sich unglaublich elend und muss beim Fahren die Augen geschlossen halten. Tabacum hilft gut, wenn man sich vor der Fahrt in verräucherten Räumen aufgehalten hat. Charakteristische Kennzeichen sind blasse oder grüngelbe Haut mit kaltem Schweiß. Verschlechterung tritt durch Wärme und geöffnete Augen ein. Eine Besserung erreicht man durch frische Luft, durch Aufdecken und Öffnen der Kleidung. Wie bei Petroleum kann man auch die Behandlung mit Tabacum am Tag vor der Reise beginnen.

Dosierung

Halbstündlich
3 Globuli
Cinnamomum C6

Halbstündlich
3 Globuli
Cocculus C6

Halbstündlich
3 Globuli
Tabacum C6

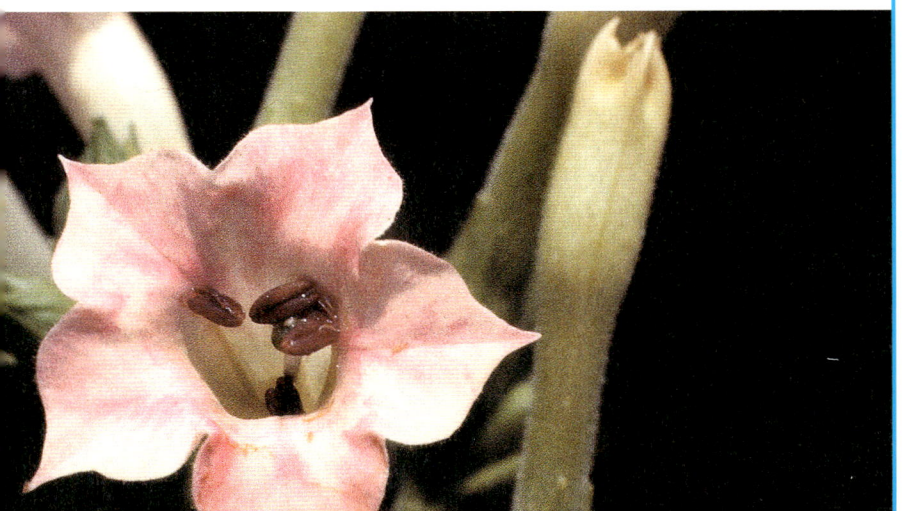

Für Tabacum benötigt man die frischen oder getrockneten, unfermentierten Blätter der Tabakpflanze.

Die homöopathische Reiseapotheke

▸ Bewahren Sie Ihre Tropfen und Globuli oder Tabletten stets in dunklen Fläschchen auf. So halten sie länger.

▸ Setzen Sie die Mittel nicht direkter Hitze aus. Kühl gelagert sind sie nahezu unbegrenzt haltbar.

▸ Verschließen Sie die Fläschchen für Globuli und Tabletten fest. Wenn sie feucht werden, lösen sie sich auf und sind nicht mehr zu gebrauchen.

▸ Nehmen Sie Ihre Globuli in das Handgepäck.

Homöopathisches Mittel	Potenz	Einsatz
Acidum carbolicum	C6	Reiseübelkeit
Aconitum napellus	C30	Fieber, Nervenschmerzen nach Kälte, Ohrenschmerzen bei Zugluft, Sonnenstich
Alumen	C6	Verstopfung, Husten
Arsenicum album	C30	Übelkeit mit Durchfall, nach Speiseeis, Fleisch- und Fischvergiftung
Belladonna	C6	Hitzschlag, Sonnenbrand
Borax	C6	Ohrenschmerzen im Flugzeug
Cantharis	C6	Sonnenbrand, Hautausschlag
Cinnamomum	C6	Reiseübelkeit mit häufigem Aufstoßen
Cocculus	C6, C30	Reiseübelkeit, Jetlag
Coffea	C30	Schlafbeschwerden, Kopfschmerzen

Die homöopathische Reiseapotheke

Colchicum	C6	Geruchsüberempfindlichkeit, Reiseübelkeit
Ferrum phosphoricum	C12	Sonnenbrand, Erschöpfung, Fieber, Entzündungen, Erkältungen
Glonoinum	C6	Kopfschmerz, Hitzschlag
Lycopodium	C6	Blähungen, Verstopfung, Erkältungen
Nux vomica	C6, C30	Erkältungen, Fieber, Empfindlichkeit bei Zugluft, Sodbrennen
Okoubaka	C3	Prophylaxemittel gegen Reisedurchfall
Opium	C6	Verstopfung
Petroleum	C6	Magen- und Darmbeschwerden, Reiseübelkeit, Schwindel
Pulsatilla	C6	Erkältungen, kalte Füße, Menstruationsbeschwerden
Silicea	C12	Starkes Schwitzen, Verstopfung, Eiterungen
Staphisagria	C6	Blasenbeschwerden, Schnittwunden
Tabacum	C6	Reiseübelkeit, Schwindel
Urtica urens	C6	Fischvergiftung, Hautausschläge
Veratrum album	C6	Brechdurchfall
Zeckenstichfieber	D200	Zeckenstiche

Schnupfen

Homöopathische
Mittel bei Schnup-
fen: Cepa C6,
Euphrasia C6,
Luffa C6,
Sambucus C3.

Schnupfen ist für die Homöopathie keine eigentliche Krankheit, sondern meist eine Reinigungsreaktion des Körpers über die Schleimhäute. Bei chronischem Schnupfen sollte jedoch eine Stuhluntersu-
chung auf Darmparasiten erfolgen, vielleicht sogar ein Allergietest.
Zur allgemeinen Abwehrsteigerung empfiehlt sich bei Schnupfen
die spagyrische Urtinktur von Echinacea angustifolia, 3-mal täglich
15 Tropfen. Oder Echinacea D3, 3-mal täglich 5 Globuli.

Cepa gegen Fließschnupfen

Dosierung
Alle 2 Stunden
3 Globuli Cepa C6

Meist ist die Folge von feuchtkaltem Wetter oder nassen Füßen ein
scharfer, wässriger Fließschnupfen. Häufiges Niesen gehört dazu, die
Nasenlöcher und Oberlippe sind wund. Oft kommt ein Druckgefühl
in den Stirnhöhlen dazu. Die Augen sind gerötet und tränen häufig.
Dehnt sich der Katarrh auf die Bronchien aus, verspürt man einen
wunden Rachen und Heiserkeit und leidet unter Krampfhusten.

Modalitäten

Schlimmer im warmen Raum, in feuchtwarmer Luft.
Besser im Freien.

Euphrasia bei Schnupfen mit Tränenfluss

Alle 2 Stunden
3 Globuli
Euphrasia C6

Nach Kälte oder kaltem Wind kommt es zu einer Erkältung der
Schleimhäute im Kopfbereich. Im Gegensatz zu Cepa ist hier die
Nasenabsonderung mild, die Tränen sind scharf und machen wund.
Häufiges Niesen ist typisch. Später wird das Augensekret schleimig
und dick, die Lider sind verklebt. Starke Lichtempfindlichkeit stellt
sich ein. Dehnt sich der Katarrh auf den Rachen aus, entsteht meist
ein quälender Hustenreiz, oft mit reichlich schleimigem Auswurf.

Modalitäten

Der Schnupfen ist schlimmer im warmen Raum und am Tag, der Tränenfluss verschlimmert sich in der Kälte oder bei Wind, der Husten quält meist nur am Tag und im Stehen. Der Schnupfen bessert sich im Liegen.

Luffa bei Kopfschmerzen und Schnupfen

Bei Fließ- und Stockschnupfen mit einem sehr starken Müdigkeitsgefühl und dumpfen Kopfschmerzen von der Stirn bis zum Nacken hilft Luffa.

Dosierung
3-mal täglich
5 Globuli Luffa C3

Sambucus bei verstopfter Nase

Die Nase ist verstopft, es kommt zu keiner Absonderung, dennoch schnieft der Betroffene ständig. Nachts kommt es durch eine sich ausbreitende Entzündung auf den Rachen zu Erstickungsanfällen mit Pfeifen beim Einatmen, die sich durch warme Halswickel bessern.

Bei Säuglingen, die wegen ihrer verstopften Nase nicht mehr trinken wollen, hilft Sambucus ebenfalls. Tritt Fieber auf, bleibt die Haut während des Schlafs heiß und trocken. Beim Erwachen kommt es dann zu einem Schweißausbruch.

Alle 2–3 Stunden
5 Globuli
Sambucus C3

Modalitäten

Schlimmer nachts, gegen Mitternacht, in trockener, kalter Luft.

Sonnenbrand

Stundenlanges Braten in der Sonne ist sträflich leichtsinnig! Gewöhnen Sie sich langsam an die Sonne! Verwenden Sie Cremes mit angemessenem Lichtschutzfaktor – aber keine von der vergangenen Saison! Wenn Sie trotz aller Vorsicht aussehen wie ein Krebs: Calendula Creme, Combudoron Gel oder flüssig und Rescue Creme bringen Linderung und heilen. Nicht vergessen: Knackig braune Haut sieht zwar vielleicht gut aus und entspricht dem Bild vom fröhlich-aktiven Menschen, altert aber auch besonders schnell.

Ferrum phosphoricum bei schwachem Sonnenbrand

Dosierung

Alle 2 Stunden
3 Globuli
Ferrum phosphoricum C12

Die Sonnenbrandsymptome sind nur schwach. Kalte Kompressen auf dem Kopf verbessern den Zustand.
Zur ergänzenden Behandlung können Sie auch Ferrum-phosphoricum-Salbe auftragen.

Belladonna bei knallroter Haut

Alle 2 Stunden
5 Globuli
Belladonna C6

Homöopathisch empfehlenswert ist bei Sonnenbrand Belladonna. Der Betroffene hat eine brennende, gerötete, trockene Haut, dazu erweiterte Pupillen, einen geröteten Hals; das alles sind Beschwerden, unter denen der Gesunde bei der Einnahme von Belladonna (Tollkirsche) leidet.

Glonoinum bei Sonnenbrand mit Kopfschmerz

Alle 2 Stunden
3 Globuli
Glonoinum C6

Zu den Symptomen von Belladonna kommen unerträgliche, pulsierende Kopfschmerzen hinzu. Jeder Herzschlag wird im Kopf oder in den Ohren wahrgenommen. Der Kopf fühlt sich vergrößert an.
Der Betroffene verträgt keinesfalls Hitze am Kopf oder eng anliegende Kleider.

Modalitäten

Schlechter in der Sonne, beim Bücken oder Sichhinlegen.
Besser im Schatten und durch kalte Umschläge.

Cantharis gegen Blasen

Cantharis ist das Mittel bei Verbrennungen, und Sonnenbrand ist eine Verbrennung. Wenn sich Blasen bilden, dann sind Sie mit diesem Mittel richtig beraten.

Dosierung
Alle 2 Stunden
5 Globuli
Cantharis C6

Trigeminusneuralgien

Trigeminusschmerzen können teuflisch sein. Allopathische Arzneimittel (siehe Seite 12f.) versagen gerade auf diesem Gebiet allzu häufig. Geben Sie deshalb in diesem Fall der Homöopathie eine Chance!

Aconit nach Kälte

Höllische Pein nach Kälteeinwirkung wie Sturm oder Wind mit Ameisenlaufen und einem Taubheitsgefühl im Gesicht heilen Sie mit Aconit. Die schießenden Schmerzen bis zum Ohr und weiter treten ganz plötzlich auf. Geräusche sind jetzt unerträglich. Todesangst kommt auf.

Stündlich 3 Globuli
Aconit C3 Globuli

Belladonna bei rotem Gesicht

Auch hier tritt der Schmerz ganz plötzlich auf, aber es besteht ein ständiges Auf und Ab.
Die Schmerzen kommen und gehen ganz plötzlich. Besonders typisch ist das (hoch)rote Gesicht.

Stündlich 3 Globuli
Belladonna C6

Causticum bei Lähmung

Causticum gilt auch als Mittel gegen Lähmungen. Es wirkt also gegen Trigeminusleiden, bei denen die schmerzhafte Gesichtshälfte gelähmt ist oder sich zumindest anfühlt wie gelähmt. Entstanden ist der oft zerrende, ziehende Schmerz durch trockene Kälte.

2-mal täglich
5 Globuli
Causticum C6

Für Colocynthis werden die getrockneten, geschälten und von den Samen befreiten Früchte der Koloquinte (Citrullus colocynthis) verwendet.

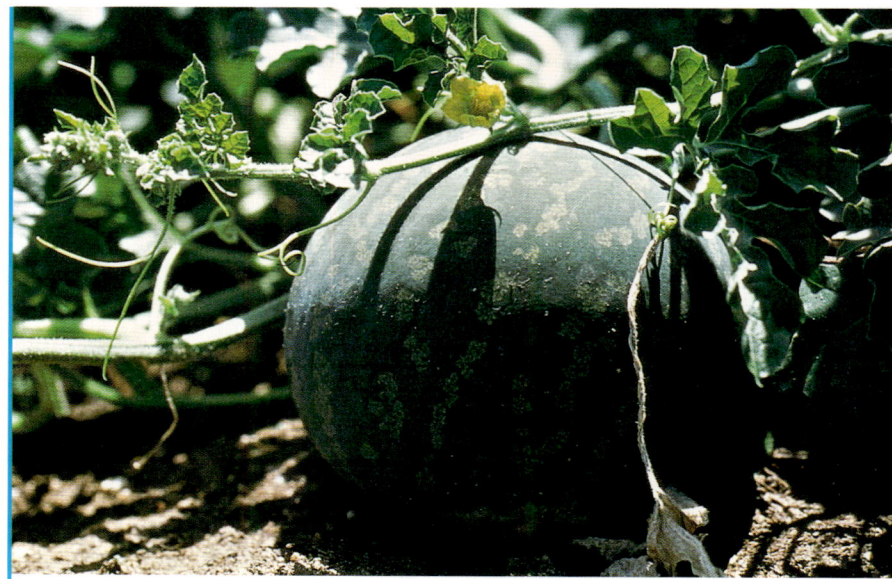

Cedron bei wiederkehrenden, periodischen Schmerzen

Dosierung
Halbstündlich
5 Globuli Cedron C4,
bis eine Besserung
eintritt

Ein sehr deutliches Kennzeichen für Cedron als Mittel der Wahl ist das periodische Auftreten der Beschwerden zur immer gleichen Stunde. Ein Gefühl, als ob sich die in Mitleidenschaft gezogenen Gesichtspartien vergrößern würden, stellt sich ein.

Modalitäten

Schlechter nach dem Schlafen, im Liegen. Besserung beim Aufsein.

Colocynthis bei sehr plötzlich auftretenden Schmerzen

Alle 2–3 Stunden
3 Globuli
Colocynthis C6

Als klassisches Ischiasmittel kann Colocynthis beim Trigeminus eingesetzt werden, wenn die Schmerzen charakteristisch einschießen.

Modalitäten

Besser durch Wärme (Wärmflasche) und festen Druck, auch durch das Liegen auf der betroffenen Seite.

Magnesium phosphoricum gegen schießende Schmerzen

Die Schmerzen treten blitzartig auf und schießen den Nerv entlang: in diesem Fall wirkt Magnesium phosphoricum am besten.

10 Tabletten Magnesium phosphoricum D6 in 1 Glas heißem Wasser auflösen oder alle 2–3 Stunden 3 Globuli Magnesium phosphoricum D6

Modalitäten

Schlechter durch die geringste Kälte, kaltes Abwaschen oder auch kalte Bäder.

Übelkeit und Erbrechen

Sehr viele homöopathische Mittel können bei Magenbeschwerden, Übelkeit und Erbrechen zum Einsatz kommen, informieren Sie sich im Kapitel »Homöopathische Mittel von A bis Z« (Seite 198ff.). Hier sind nur die fünf wichtigsten aufgeführt.

Ipecacuanha gegen dauernde Übelkeit

Dosierung
Stündlich 3 Globuli Ipecacuanha C6, bis eine Besserung eintritt

Besonderes Kennzeichen für dieses Mittel: dauernde Übelkeit. Ipecacuanha ist das Hauptmittel bei Übelkeit und Erbrechen, Brechdurchfall, auch bei zusätzlichen Beschwerden wie Kopfschmerzen, Nasenbluten. Die Zunge bleibt rein, ohne Belag.

Die Übelkeit ist sehr häufig verbunden mit rasselndem Atem und heftigem Husten. Wenn es zum Erbrechen kommt (von Speisen oder Schleim), erleichtert dies nicht. Das Erbrechen erfolgt häufig nach dem Genuss von schweren Mahlzeiten, Speiseeis oder auch nach dem Bücken.

Modalitäten

Besser in der frischen Luft. Schlechter bereits bei der geringsten Bewegung.

Veratrum album bei Übelkeit, Erbrechen, Durchfall

Dosierung

Halbstündlich 3 Globuli Veratrum album C6

Veratrum album ist sehr gut geeignet bei Übelkeit in Verbindung mit heftigem Erbrechen und Durchfall. Kalter Schweiß steht besonders auf der Stirn.

Veratrum album ist das Mittel der Wahl bei plötzlich auftretendem Kreislaufkollaps, zusammen mit kaltem Stirnschweiß. Auch bei Sommerdurchfällen ist es angebracht.

Modalitäten

Besser durch Druck auf den Scheitel.
Schlechter bereits bei der geringsten Bewegung und auch nach dem Trinken.

Arsenicum album nach verdorbenen Lebensmitteln

Stündlich 3 Globuli Arsenicum album C12; auch höhere Potenzen sind möglich: alle 1–3 Stunden Arsenicum album C30

Übelkeit mit Angst, absolute Schwäche und Frieren deuten auf Arsenicum album. Das Erbrechen erfolgt direkt oder wenige Minuten nach dem Trinken oder der Nahrungsaufnahme.

Es ist oft ausgesprochen schmerzhaft, weil man sich nur sehr ungern erbricht. Großer Durst herrscht, aber nur nach relativ kleinen Mengen von Flüssigkeit. Oft ist Arsenicum album bestens geeignet nach Fleisch- und Wurstvergiftungen oder auch nach dem Verzehr von Speiseeis.

Sie sollten dieses Mittel sehr vorsichtig dosieren, die heilende Wirkung tritt bei richtiger Wahl sehr schnell ein.

Modalitäten

Besser nach warmen und heißen Anwendungen, außer bei zusätzlichen Kopfschmerzen, in der frischen Luft, nach heißen Getränken. Schlechter bei geringsten Bewegungen, nach Mitternacht, zwischen 12 und 14 Uhr, durch kaltes Essen und Trinken, Kopftieflage, schnelles Gehen, Milch.

Pulsatilla nach fettem Essen

Dosierung
Stündlich 3 Globuli
Pulsatilla C6

Setzen Übelkeit und Erbrechen nach fettem Essen, schweren Mahlzeiten, Schweinefleisch oder Speiseeis ein, dann nehmen Sie Pulsatilla. Auch nach schwerem Essen mit kalten Getränken oder Durcheinanderessen hilft dieses homöopathische Mittel. Oft kommt es zu Übelkeit, und die Betroffenen erbrechen Galle infolge heftiger Gallenkoliken.

Modalitäten

Besser durch frische Luft und Bewegung.
Schlechter in geschlossenen Räumen.

Nux vomica nach zu viel Alkohol

Halbstündlich
3 Globuli Nux vomica
C6. Bei glykolhaltigem »Kopfschmerzwein« empfiehlt sich die gleichzeitige Einnahme von 3–5 Globuli pro Glas

Das große Katermittel heißt in der Homöopathie Nux vomica. Bei Übelkeit, Sodbrennen nach zu reichlichem Essen hilft es zuverlässig. Wenn die Beschwerden etwa zwei Stunden nach den Mahlzeiten auftreten, dann ist dieses Mittel das richtige. Auch nach zu viel Kaffee, Tabak, Alkohol hilft es. Das Erbrechen kann auch nach Zorn und Ärger erfolgen.

Modalitäten

Besser abends und in der Ruhe.
Schlechter morgens und nach dem Essen.

Verrenkungen und Verstauchungen

Arnica

Dosierung

3-mal täglich 5 Glo-
buli Arnica C6

Zum homöopathischen Allheilmittel Arnica siehe »Prellungen, Zerrungen, Muskel- und Nervenschmerzen, Seite 120f.).

Symphytum

3-mal täglich 5 Glo-
buli Symphytum C6

Bei Verstauchungen ist dieses Mittel geeignet.

Ledum

3-mal täglich
5 Globuli Ledum C6

Bei Verrenkungen hilft Ledum gut. Obwohl die verletzte Stelle eiskalt
wird, verspürt der Betroffene ein heißes oder brennendes Gefühl.

Modalitäten

Besser durch Kälte, kalte Anwendungen, kalte Luft.
Schlimmer durch Zudecken oder alkoholische Getränke.

Bryonia

3-mal täglich
5 Globuli
Bryonia C6

Speziell bei Verstauchungen hilft Bryonia. Die Schmerzen sind stechend, reißend. Sonstige Kennzeichen: Der Betroffene verlangt nach
völliger Ruhe. Alle Schleimhäute sind trocken.

Modalitäten

Besser in der Ruhe oder durch Druck auf die betroffene Stelle.
Schlechter durch die geringste Bewegung, durch Wärme und
Berührung.

Rhus toxicodendron

3-mal täglich
5 Globuli Rhus
toxicodendron C6

Bei Verstauchung ist Rhus toxicodendron das geeignete Mittel
gegen die Schmerzen.

Bovista

Mit Bovista haben Sie eine gute Arznei gegen Verstauchungen, bei denen die Schwellung auch noch nach längerer Zeit nicht zurückgegangen ist.

Dosierung
3-mal täglich
5 Globuli
Bovista C6

Modalitäten

Schlechter bei einer lang anhaltenden Verstauchung besonders durch Hitze, nachts und morgens.

Bellis perennis

Das Gänseblümchen – wie Bellis perennis auf Deutsch genannt wird –, die kleinere Verwandte der Arnica, ist gut geeignet bei Schwellungen und Verletzungen tieferer Gewebe. Hilft gegen Verrenkungen, Muskelschmerzen und Muskelkater, z. B. nach sportlicher Überbelastung.

3-mal täglich
5 Globuli Bellis
perennis C6

Modalitäten

Besser durch kalte Umschläge und fortdauernde Bewegung. Schlimmer durch Berührung, Bettwärme und heiße Bäder.

Ruta

Wenn die Verrenkung oder Verstauchung sehr lange schmerzt oder ein Gefühl von Zerschlagenheit an der verletzten Stelle auftritt, hilft Ruta.

Halbstündlich
5 Globuli Ruta,
bis Besserung eintritt

Vorsicht Ruta nicht bei Schwangerschaft anwenden, es gilt als Abtreibungsmittel!

Modalitäten

Besser bei Bewegung oder Liegen auf dem Rücken. Schlechter beim Treppenhinuntersteigen.

Verstopfung

Bryonia bei trockenem Stuhl

Dosierung
2-mal täglich
5 Globuli
Bryonia C6

Bryonia steht für Trockenheit der Schleimhäute. Mund, Rachen, Speiseröhre, Darm: Alles ist trocken.

Der Stuhl ist hart und groß, außerdem ist der Stuhlgang höchstens alle paar Tage möglich. Durst auf große Mengen kaltes Wasser stellt sich ein.

Magnesium chloratum bei hartem, bröckeligem Stuhl

Morgens und
abends je 5 Globuli
Magnesium chlora-
tum C6, 5 Minuten
vor dem Essen

Der Stuhl ist hart, bröckelig, grau, er sieht wie verbrannt aus, und er ist mit Schleim überzogen. Die Betroffenen haben ein Gefühl, als gleite der Stuhl wieder zurück. Brennen und Schneiden im After sind weitere Merkmale.

Alumen bei hartem, großem Stuhl

3-mal täglich
3 Globuli
Alumen C6

Verstopfung durch Trockenheit des Mastdarms heilen Sie am besten mit Alumen.

Auch wenn der Stuhl steinhart, groß und schwarz gefärbt ist, wenn Sie glauben, der Darmausgang würde zerreißen, können Sie Alumen wählen.

Alumen hilft oft

Ebenso hilft Alumen bei Durchfall mit schleimigem Stuhl und Krämpfen, die mit Schwächeanfällen verbunden sind.

Alumen ist auch geeignet, wenn Ihnen richtig schlecht geworden ist, der Mund trocken ist, die Zunge sich ganz trocken anfühlt, obwohl Speichel vorhanden ist.

Plumbum metallicum bei schmerzhafter Verstopfung

Dosierung
2-mal täglich
3 Globuli Plumbum
metallicum C12

Der Schließmuskel ist verkrampft, die Entleerung ist schmerzhaft, sie gelingt nur unter Pressen. Der Stuhl kann klein sein, hart und kugelig. Die Entleerung ist oft nur unter kaltem Schweiß möglich.

Lycopodium bei Blähungen

3-mal täglich
3 Globuli
Lycopodium C6

Typisch für Lycopodium ist das Gefühl, als bliebe viel im Darm zurück. Krämpfe, die den Stuhl verhindern, und oft vergeblicher Stuhldrang sind ausgesprochen charakteristisch.
Lycopodium ist angezeigt bei einer Neigung zu Blähungen im Unterbauch. Man kann nicht auf fremde Toiletten gehen – nur was den Stuhlgang betrifft.

Modalitäten

Eine charakteristische Verschlimmerung setzt in der Zeit von 16 bis 20 Uhr ein. Schlimmer werden die Beschwerden auch durch das Essen und mangelnde Bewegung. Völlegefühl schon nach dem ersten Bissen.

Nux vomica bei nervöser Verstopfung

3-mal täglich
3 Globuli
Nux vomica C6

Das homöopathische Mittel der Wahl ist oft Nux vomica, ein Allroundmedikament. Die Verstopfung ist äußerst hartnäckig, obwohl scheinbar ein ganz normaler Stuhldrang vorhanden ist. Sie verursacht Schmerzen, man produziert nur allerkleinste Mengen, wenn überhaupt.
Danach fühlt man sich großartig, allerdings nur kurz. Und alles fängt wieder von vorn an. Die Patienten sind verärgert, regen sich über alles auf. Der Ärger verstärkt noch die Verstopfung. Ist das Übel behoben, folgt häufig Durchfall.

Modalitäten

Morgens und bei Berührung des Unterleibs wird die Verstopfung schlechter.

Opium bei lang andauernder Verstopfung

Dosierung
3-mal täglich
3 Globuli Opium C6

Wenn die Verstopfung lang andauert, kein Stuhldrang besteht, wenn der Stuhl sehr klein und hart ist, hilft Opium in homöopathischer Potenzierung.

Wenn es zur Entleerung kommt, findet sie nur teilweise statt. Eine gewisse Menge schlüpft immer wieder zurück. Nach der Verstopfung folgt meist Durchfall.

Achtung Opium gilt als Betäubungsmittel bis einschließlich der Verdünnungen D5 und C2.

China nach Flüssigkeitsverlust

3-mal täglich
5 Globuli
China C6

Bei großer Schwäche und Schläfrigkeit nach Flüssigkeitsverlusten – beispielsweise Blut oder auch Schweiß wie im Klimakterium – hilft China sehr gut.

Bei Verstopfung, die durch Blutverlust – z. B. nach einer Geburt – ausgelöst wurde, ist China ebenfalls das geeignete homöopathische Mittel. Dabei besteht oft ein übermäßig aufgeblähter Bauch. Der Patient fällt durch seine Nervosität und Reizbarkeit auf.

Wetterfühligkeit

Das Wetter hat einen nicht zu unterschätzenden Einfluss auf unser Wohlbefinden. Wetterbeschwerden sind nicht nur bei älteren Menschen besonders häufig; schon Schulkinder leiden darunter und haben dann große Schwierigkeiten, sich zu konzentrieren und dem Unterricht zu folgen.

Natrium muriaticum bei Wetterumschwung

Die Umstellung auf heißes Wetter im Frühjahr oder auf Reisen macht große Probleme, schon kleine Anstrengungen lassen schnell erschöpfen.

Natrium sulfuricum bei Schwüle

Tritt eine schnelle Erschöpfung bei Hitze mit hoher Luftfeuchtigkeit ein, dann kann Ihnen Natrium sulfuricum helfen.

Natrium carbonicum nach Anstrengung in Hitze

Nach größeren Anstrengungen in der Mittagshitze, wie Sport oder Wanderungen, regeneriert sich der Körper nur sehr schleppend. Jetzt hilft Natrium carbonicum.

Dosierung

3 Tropfen Natrium muriaticum LM6 oder 3 Globuli alle 2 Stunden

3 Tropfen Natrium sulfuricum LM6 oder 3 Globuli alle 2 Stunden

3 Tropfen Natrium carbonicum LM6 oder 3 Globuli alle 2 Stunden

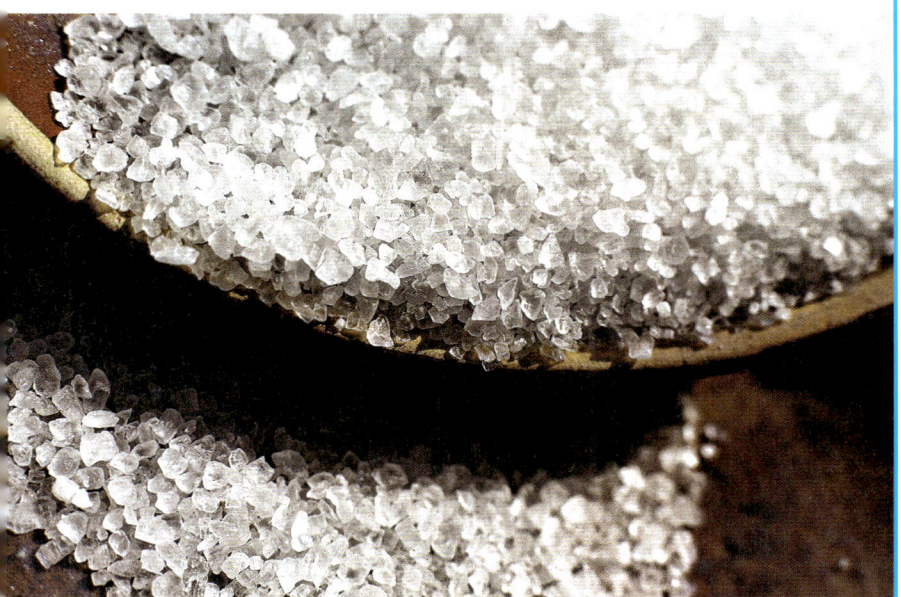

Auch Salze (Natriumverbindungen) spielen in der Homöopathie eine wichtige Rolle.

Die Homöopathie bietet eine ganze
Reihe von Mitteln, um werdenden
Müttern die Zeit bis zur Geburt und die
ersten Wochen danach zu erleichtern.

Homöopathie
für Frauen

Natürlich Sanftes
für Mutter & Kind

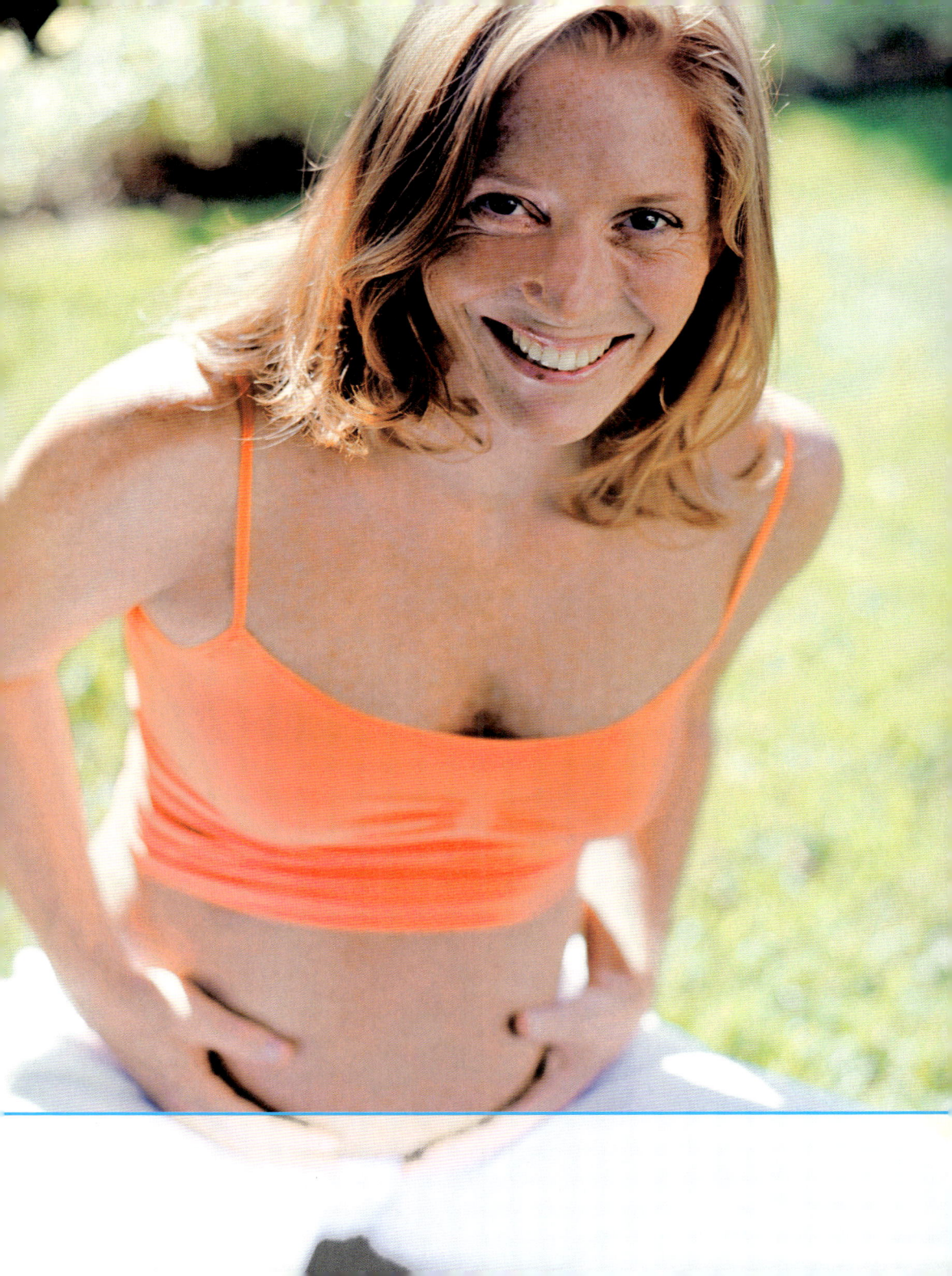

Ein Baby ist unterwegs

Mit Rücksicht auf Gesundheit und Wohlbefinden von Mutter und Kind sind während der Schwangerschaft und nach der Geburt chemisch hergestellte Medikamente nicht gefragt. Deshalb ist gerade in dieser Zeit die Homöopathie von allergrößter Bedeutung – hilft sie doch auch hier ohne schädliche Nebenwirkungen auf ganz natürliche Weise.

Blasenbeschwerden

Es könnte sein, dass Sie zu Beginn und am Ende der Schwangerschaft häufiger eben gerade noch die »rettende« Toilette erreichen. Der Grund: Die Gebärmutter vergrößert sich, der Druck auf die Blase wird immer stärker.

Heftiger Drang, wenige Tropfen – Cantharis

Cantharis ist ein Spezialmittel bei Beschwerden von Blase, Nieren, Harnröhre usw. Anzuwenden ist es bei heftigem Harndrang, der lange anhält, wobei jedoch lediglich ein paar Tropfen ausgeschieden werden.
Zuweilen ist der Gang zur Toilette von brennendem, schneidendem Schmerz begleitet. Kreuzschmerzen sind möglich.

Nux vomica bei Krämpfen

Das Beschwerdebild: Krampfartige Beschwerden sind beim Wasserlassen häufig und schmerzhaft. Nur ein paar Tropfen werden ausgeschieden.
Jetzt hilft Nux vomica, das Brennen in Harnröhre und Scheide zu beheben und die Toilettengänge zu reduzieren.

Bei Blasenproblemen sollten Sie keine Zitronen und ähnliche Südfrüchte mehr essen – sie reizen die Blase massiv. Trinken Sie außerdem sehr viel Wasser – das sollten Sie sowieso tun, nicht nur, wenn Sie ein Baby erwarten.

Heißhungeranfälle

Wenn seltsame, nie gekannte Essgelüste den Tagesablauf stören und
Übelkeit und Erbrechen die Folge sind, lohnt es sich, die Homöopathie
zu Hilfe zu rufen. Wir haben die typischen Gelüste aufgelistet, von
Alkohol bis Zucker, und ihnen die jeweiligen homöopathischen Mittel
zugeordnet.

Alkohol – Asarum europaeum

Übermäßiges Verlangen nach Alkohol jeglicher Art, Übelkeit nach
dem Essen, große Schwäche, Kältegefühl, starkes Aufstoßen, Bildung
von viel kaltem und wässrigem Speichel beheben Sie mit Asarum
europaeum.

Ein Hinweis auf Asa-
rum europaeum
sind eine starke
Sensibilität, hohe
Empfindlichkeit
gegen Kratzen auf
Seide, Papier usw.

Bier und andere alkoholische Getränke – Nux vomica

Leider sind Bier und sonstiger Alkohol während der Schwangerschaft
natürlich streng verboten. Doch ein Dämmerschoppen scheint der
Patientin, die Nux vomica braucht, zu helfen. Dann erst kann sie richtig essen. Aber um drei Uhr nachts wacht sie auf, und wenn es Zeit
zum Aufstehen ist, wird ihr schlecht. Sie leidet auch sehr unter Verstopfung.
Hier hilft Nux vomica, die Lust auf Bier und anderen Alkohol zu stop-
pen und die Magen- und Darmprobleme zu heilen.

Nux-vomica-Typen

Eigentlich ist Nux vomica ein typisches Männermittel. Aber auch
Frauen, zumal in der Schwangerschaft, müssen sich immer mehr mit
Nux-vomica-Symptomen plagen: keine Zeit, keine Zeit! Die Nux-
vomica-Frau nimmt sich viel zu viel vor und hat deshalb keine Muße

mehr für sich selbst. Unvorhergesehene Störungen und Belastungen bringen sie vollkommen aus dem Gleichgewicht. Wenn sie sich geärgert hat, spuckt sie Galle. Sie ist aggressiv. Und sie ist empfindlich gegen Gerüche, Geräusche, Licht. Meist handelt es sich zudem um Morgenmuffel.

Eis und eiskalte Getränke für die Phosphor-Frau

Ohne kalte Getränke ist für die durchsichtige, aus ihren Augen leuchtende, phosphorisierende Frau die Schwangerschaft offenbar kaum erträglich. Sie braucht die eiskalten Flüssigkeiten, kalte Milch direkt aus dem Kühlschrank, auch große Portionen Eis, weil sonst ihre Verdauung nicht in Gang kommen kann.

Die Phosphor-Frau mag es heiß

Lauwarmes verursacht fast sofortiges, oft wässriges Erbrechen. Eine ganz heiße Suppe jedoch bekommt ihr sehr gut. Sie schlingt sie hinunter, aus Angst, die Suppe könnte abkühlen.

Heißhungerattacken während der Schwangerschaft sind eine Herausforderung für das innere Standvermögen, denn Sie sollten jetzt nicht beliebig viel essen und trinken.

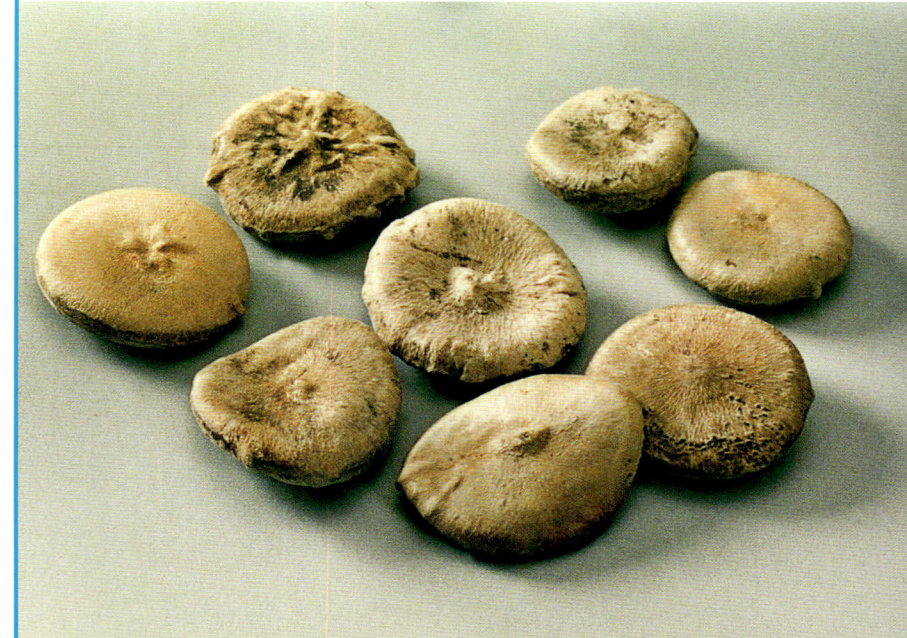

Für Nux vomica – Brechnuss – verwendet die Homöopathie die reifen getrockneten Samen.

Für jeden Heißhunger das passende Mittel

Bitte bedenken Sie,
dass die Wertigkeit
der geschilderten
Symptome sehr ver-
schieden sein kann.
Die Tabelle stellt
lediglich eine Richt-
schnur dar.

Heißhunger auf	Wichtigste homöopathische Mittel
Äpfel	Tellurium
Alles Mögliche	Abies nigra
Alles Mögliche, aber schon der Geruch verursacht Übelkeit	Colchicum
Alkohol	Asarum europaeum
Alkohol und Muscheln	Lachesis
Bier, Alkohol	Nux vomica
Cognac	Arsenicum album
Eis, eiskalte Getränke	Phosphor
Fleisch	Magnesium carbonicum
Fleisch, geräuchert	Calcium phosphoricum, Tuberkulinum
Gummibärchen	Pulsatilla
Käse und saure Nahrungsmittel	Ignatia
Kein Fisch, kein Fleisch	Colchicum
Kekse, Kuchen, saure Speisen	Pulsatilla
Lakritze	Natrium muriaticum
Milch	Arsenicum album, Apis
Mohrenköpfe	Lycopodium
Pralinen	Ipecacuanha
Salate	Sulfur

Je nach ihrem Konstitutionstyp verhält sich jede Frau während der Schwangerschaft individuell. Akzeptieren Sie Ihre Launen, solange sie Ihre Gesundheit nicht angreifen.

Für jeden Heißhunger das passende Mittel

Heißhunger auf	Wichtigste homöopathische Mittel
Salz, Bitteres	Natrium muriaticum
Salz, salzige Speisen	Carbo vegetabilis
Sauerkraut	Chamomilla
Saures, stark Gewürztes	Hepar sulfur
Schnapspralinen	Sulfur
Stark gewürzte Nahrungsmittel	Nux moschata
Schokolade	Lycopodium, Sulfur, Argentum nitricum
Speck	Calcium phosphoricum, Tuberkulinum
Stimulanzien (Alkohol, Kaffee, Tabak)	Capsicum
Süßigkeiten, fette Nahrungsmittel	Sulfur
Süßigkeiten, ab und zu	Argentum nitricum
Süßigkeiten, ständig	Alfalfa
Tabak	Caladium
Tintenfisch	Sepia
Wein	Hypericum
Wurst	Causticum
Zucker	Argentum nitricum

Am liebsten würde sie mehrmals täglich einen ganzen Teller voll essen. Die Phosphor-Frau gibt viel an Gefühl und Leidenschaft, braucht aber auch selbst Zuneigung und Liebe.

Auch wenn sie mehrmals täglich große Mahlzeiten zu sich nimmt, bleibt sie schlank. Aufstoßen nach unverdauter Nahrung ist möglich. Die Symptome treten oft urplötzlich und völlig unvermittelt auf. Hier hilft Phosphor.

Fleisch – Magnesium carbonicum

Lust auf Fleisch, besonders zu Beginn der Schwangerschaft, begegnen Sie mit Magnesium carbonicum. Saures Aufstoßen und Erbrechen von bitterem Wasser sind möglich. Die Betreffende möchte viel kaltes Wasser und säuerliche Getränke zu sich nehmen oder auch saures Obst essen.

Im späteren Verlauf der Schwangerschaft kann sich der Wunsch nach Fleisch in das Gegenteil verkehren: Die Betroffene kann Fleisch jetzt nicht mehr sehen. Diese Frauen sind sehr nervös, zittrig, ängstlich, empfindlich gegen die leiseste Berührung. Auch Neuralgien sind nicht selten.

Käse – Ignatia

Käse ist das Leib- und Magengericht all derjenigen Schwangeren, für die Ignatia das geeignete homöopathische Mittel ist: Schafskäse, Ziegenkäse, Emmentaler usw. Ebenso lieben sie saure Speisen. Im Magen haben sie dann ein Gefühl, als ob er absinken würde – tiefes Einatmen hilft dagegen. Starke Blähungen sind ganz typisch, und ein Hunger- und Leeregefühl wird auch nach dem Essen kaum besser.

Nach dem Stuhlgang schmerzt der Anus, als würde sich der Darmausgang einschnüren.

> Dosierung in der Schwangerschaft: Wenn nicht anders angegeben, nehmen Sie bei allen Behandlungen in der Schwangerschaft und im Wochenbett immer von der Potenz LM18 als Globuli oder Tropfen, und zwar 1-mal 5 täglich 15 Minuten vor dem Frühstück.

Kekse, Kuchen, saure Sachen – Pulsatilla

Die Pulsatilla-Frau verschlingt zuweilen unglaubliche Mengen Süßigkeiten, die sie aber überhaupt nicht verträgt. Sie ist dann völlig verzweifelt. Saure Getränke, auch Bier, bekommen ihr dagegen recht
gut. Trotzdem hat sie kaum Durst. Fette Speisen findet sie grässlich,
auch Fleisch und Milch lösen Ekel aus.

Gegen Kummer ist ein Kraut gewachsen

**Ignatia ist auch ein ausgesprochenes Kummermittel; es hilft gegen das
ständige Seufzen, gegen den schier unstillbaren Kummer, der manche
Schwangere durch eine Überempfindlichkeit während der hormonellen
Umstellung heimsucht.**

Die einen greifen zu Käse und Saurem, die anderen zu Kuchen. Neun Monate lang gelten für Schwangere innere Richtlinien, die für Männer nur schwer begreifbar sind.

Frische Luft gegen die Tränen

Die Pulsatilla-Frau wird durch die Schwangerschaft erst richtig schön.
Nur weint sie sehr viel, oft unvermittelt. Trost hilft ihr sehr. Lästiger-
weise ändern sich die Symptome ständig, man weiß überhaupt nicht,
was der Betroffenen in Wirklichkeit fehlt. Aber: An der frischen Luft
wird alles besser!

Milch – Arsenicum album

Wenn zu dem speziellen Verlangen nach Milch und Brot – manchmal auch nach Senf und anderen scharfen Genüssen – die rigorose
Ablehnung aller übrigen Nahrungsmittel kommt, dann hilft Arsenicum album. Schon der Geruch von Speisen verursacht den Betroffenen Übelkeit. Die Schwangere möchte viel trinken, besonders Wasser,
schafft es aber nur in kleinen Schlucken. Das Wasser liegt dann
schwer im Magen.

Schwäche und Angst

Ein Gefühl großer Schwäche und Erschöpfung stellt sich schon nach kleinsten Anstrengungen ein; die Arsenicum-album-Frau leidet unter Todesangst, möchte nicht allein gelassen werden. Auf der anderen Seite macht sie Schlampigkeit oder eine unaufgeräumte Wohnung ganz krank.

Pralinen – Ipecacuanha

Pralinen, Eis, Obst, Torten: Alles wird hineingestopft. Dann wird der Betroffenen elend schlecht. Ihr ist ohnehin ständig übel, auch wenn sie sich erbrochen hat. Die Zunge ist trotzdem sauber, der Mund produziert viel Speichel. Der Magen fühlt sich aber schlaff an.

Quälende, schneidende Schmerzen plagen um den Nabel. Die Schwangere ist reizbar, sie verachtet sich und auch alle anderen in ihrer Umgebung. Und sie ist dauernd empört. Diesen Frauen hilft Ipecacuanha sehr gut.

Fett – Sulfur

Salat mit sehr viel Öl oder mit sehr viel Sahne ist gefragt. Aber auch Süßigkeiten und fette Speisen sind begehrt. Nudeln, Brot und Milch verursachen Sodbrennen. Hier hilft Sulfur.

Hunger um elf Uhr vormittags

Hunger beherrscht bei diesen Frauen für neun Monate das Leben! Merkwürdigerweise muss die Schwangere immer um elf Uhr vormittags – Sulfurbeschwerden verschlimmern sich charakteristisch um diese Zeit – essen, was gerade im Haus ist. Dazu würde sie am liebsten Bier trinken. Sie muss erbrechen und fühlt sich bis zum Abend schlapp. Erst dann geht sie mit Schwung an die Arbeit. In diesem Fall hilft Sulfur.

Wenn Sie während der Schwangerschaft wenig schlafen, unter Hitze, aber auch unter kalten Füßen leiden, dann sind Sie vielleicht generell ein Sulfur-Typ.

Lust auf Bitteres – Natrium muriaticum

Lust auf bittere Aperitifs, auf alle Bitterstoffe deutet auf Natrium muriaticum. Die Speisen werden kräftig gesalzen, aber auch Schokolade ist für diese Frauen etwas Wunderbares. Sie haben kaum Appetit, aber unglaublichen Hunger. Eine Abneigung besteht gegen Brot, gegen alles Schleimige wie Austern etc. Große Schwäche und Müdigkeit sind charakteristisch. Trost verschlimmert die Situation.

Sauerkraut – Chamomilla

Die typische Chamomilla-Frau isst während der Schwangerschaft ungeahnte Mengen Sauerkraut und trinkt literweise Sauerkrautsaft. Das dadurch verursachte Aufstoßen ist schmerzhaft. Manchmal kann diese Schwangere allein schon vor Übelkeit ohnmächtig umfallen. Außerdem hat sie immer Durst. Ihr hilft zuverlässig Chamomilla.

Tintenfisch – Sepia

Lust auf Tintenfisch deutet auf Sepia hin, das aus der Tinte des Tintenfischs gewonnen wird. Manchmal aber verträgt ihn die Sepia-Frau überhaupt nicht. Sie liebt hauptsächlich Saures, z. B. Essig, aber auch Süßes. Viele leckere Sachen kann sie plötzlich überhaupt nicht mehr sehen, schon der Gedanke daran – oder der Geruch – bewirkt große Übelkeit. Fleisch hasst sie, ebenso gekochte Milch. Nach dem Aufstehen ist ihr übel, wenn sie frühstückt, wird es besser, aber nur kurz. Dann geht alles wieder von vorne los. Sie muss etwas essen, obwohl sie gar nicht daran denken mag, und dann wird ihr wieder schlecht.

Wurst – Causticum

Wurstwaren aller Art sind das Einzige, was die Schwangere essen kann und mag. Gibt es keine Wurst, schüttet sie Unmengen Salz in ihre Mahlzeiten. Causticum hilft jetzt; es wird normalerweise bei

Wer sich jetzt von kalorienreichen Süßigkeiten oder Fettem angezogen fühlt, sollte selbst auf die Essbremse treten. Völlerei ist weder für die werdende Mutter noch für das Kind gut.

gewissen Lähmungserscheinungen, z. B. dem Wegbleiben der Stimme, eingesetzt.

Und so reagieren auch Magen und Darm, als wären sie gelähmt. Das ist ein Zeichen dafür, dass Sie dieses Mittel brauchen. Brot, Nudeln, Mehlspeisen liegen wie Blei im Magen, sie verursachen brennende Schmerzen. Wenn die Schwangere auf die Toilette muss, dauert es sehr lange, bis harter, zäher Stuhl abgeht.

Kein Fisch, kein Fleisch, gar nichts – Colchicum

Zwar besteht bei dieser Schwangeren ein Verlangen nach den verschiedensten Köstlichkeiten, aber schon wenn man mit ihr über das Essen spricht, muss sie sich übergeben. Sie kann die Speisen nicht riechen: Es wird ihr schlecht. Manchmal wird sie ohnmächtig. Sie ist ständig erschöpft. Hier hilft Colchicum.

Juckreiz

Juckreiz am ganzen Körper kann die Schwangerschaft belasten, ist die Hautirritation doch eine lästige Plage. Zu Ihrer Beruhigung: Er ist nicht krankhaft und verschwindet nach der Geburt wieder.

Typisch für die Chamomilla-Frau ist das viele Nörgeln, sie hat an allen etwas auszusetzen, auch an ihrem Partner, für den die neun Monate Schwangerschaft zur Nervenprobe werden können. Chamomilla ist ein ganz spezielles Kinder- und Frauenmittel. Allen empfindsamen, reizbaren Menschen hilft es.

Die Echte Kamille – Chamomilla – ist in der Natur kaum noch zu finden.

Krampfadern

Eine Gewebeschwäche ist die Ursache: Die immer größer werdende Gebärmutter verhindert das Aufwärtsfließen des Bluts aus den Beinen Richtung Herz, die Adern in Unter- und Oberschenkeln erweitern sich und bilden Krampfadern.

Nehmen Sie gegen das unangenehme Jucken Ichthyolum C3, 3-mal 2 Globuli täglich.

Apis bei brennendem Schmerz in den Beinen

Wie immer bei Apisbehandlungen muss der Schmerz brennend und stechend sein, bei Krampfadern kommen noch charakteristische Schwellungen hinzu. Die Schmerzen verschlimmern sich durch Wärme, jedoch lindern kalte Umschläge die Beschwerden.
Kein Durst, starke Unruhe, Traurigkeit sind weitere Anzeichen für Apis mellifica als das geeignete Mittel. Eine Verschlechterung stellt sich in der Wärme ein.

Hamamelis gegen Schmerz und Empfindlichkeit

Bei schmerzhaften Krampfadern jeglicher Art hilft Hamamelis gut, oft sind die Venen hart und berührungsempfindlich. Ein Gefühl, als würden sie bersten, ist charakteristisch. Die Knoten jucken und brennen.

Pulsatilla gegen blaue, angeschwollene Venen

Die Venen sind deutlich sichtbar gestaut, sie sind bläulich und besonders abends schmerzhaft angeschwollen. Schlechter wird der Zustand abends und in warmen Räumen, viel besser hingegen in der frischen Luft.
Die Schwangere mag absolut kein Fett. Auch eine Besserung durch langsame Bewegungen deutet auf Pulsatilla als das richtige helfende Mittel hin.

Calcium fluoratum für das Bindegewebe

Calcium fluoratum ist ein Bindegewebsmittel und wird bei allen Arten von Bindegewebsschwäche eingesetzt. Die Schwangere hat ein großes Bedürfnis, die Beine hochzulegen. Sie streckt nachts die Beine aus dem Bett; da Kälte aber nicht vertragen wird, werden sie schnell wieder zurückgezogen.

Carbo vegetabilis bei kalten Unterschenkeln

Kohle, normalerweise homöopathisch ein Magen- und Darmmittel, wird im speziellen Fall bei Krampfadern eingenommen, die sich auf die Venen der äußeren Geschlechtsorgane erstrecken. Das Wasserlassen tut sehr weh. Die Symptome verschlimmern sich bei warmfeuchter Luft und durch Essen. Die Schwangere hat einen großen Widerwillen, schon gegen den Geruch von Essen.

Die hormonelle Umstellung während der Schwangerschaft kann Hautjucken verursachen; und die gleichzeitige Venenbelastung führt häufig zu Krampfadern.

Hilfe bei Krampfadern

▸ Umschläge mit Hamamelistinktur bringen oftmals Linderung.

▸ Die Schulmedizin gibt den Rat, möglichst häufig die Beine hochzulegen. Außerdem empfiehlt sie Gummistrümpfe.

▸ Homöopathisch helfen Apis mellifica, Arnica, Calcium fluoratum, Carbo vegetabilis, Graphites, Hamamelis, Pulsatilla, Zincum metallicum.

Arnica bei großer Zerschlagenheit

Wenn große Zerschlagenheit das charakteristische Symptom ist, dann hilft Arnica. Das Bett wird als extrem hart empfunden. Die Patientin möchte in Ruhe gelassen werden. Sind auch die Venen der Geschlechtsorgane in Mitleidenschaft gezogen, ist Arnica das Mittel der Wahl.

Zincum metallicum gegen unruhige Beine

Zink ist ein Nerven- und Zittermittel. Die Patientin kann die Beine keine Sekunde lang ruhig halten. Besserung stellt sich deshalb im Freien und bei Bewegung ein. Typisch ist auch eine Empfindlichkeit der Fußsohlen, Brennen und Hitze.

Graphites gegen Ausschläge

Ein gutes Mittel bei Ausschlägen am ganzen Körper ist Graphites. Kommen sie als kleine, juckende Pickel auf Krampfadern vor, sollten Sie dieses Mittel versuchen. Es wirkt langsam, aber sehr effektiv.

Morgenübelkeit und Schwanger-schaftserbrechen

Sepia bei Morgenübelkeit

Wenige Symptome sind für eine Schwangerschaft so typisch wie die Morgenübelkeit, besonders vor dem Frühstück. Übelkeit schon beim Anblick, beim Riechen von Nahrungsmitteln überfällt die Schwangere schon kurz nach dem Aufstehen. Hier kann Sepia helfen.
Die Sepia-Frau hat ein Verlangen nach Saurem. Der Magen fühlt sich leer an, auch wenn sie etwas zu sich genommen hat. Fleisch und gekochte Milch verträgt sie überhaupt nicht. Abends wird alles jedoch besser.

Ipecacuanha bei wiederholter Übelkeit

Bei ständiger Übelkeit, nicht nur morgens, hilft Ipecacuanha. Auch bei Verlangen nach Pralinen, Eis, Obst und wenn alles durcheinander gegessen wurde. Trotz Erbrechens bleibt die Zunge merkwürdigerweise sauber, aber es wird unglaublich viel Speichel produziert. Die Schwangere ist zudem reizbar und dauernd empört.

Nux vomica bei Brechreiz mit saurem Geschmack

Nux vomica, die Brechnuss, macht ihrem Namen alle Ehre: Kleinste Mengen, homöopathisch potenziert, lindern Brechreiz und Übelkeit, verbunden mit einem sauren Geschmack im Mund, der hauptsächlich nach dem Frühstück auftaucht. Der Magen kann sehr empfindlich sein gegen Druck. Nux vomica ist ideal für mürrische, gereizte, meist auch gehetzte Frauen, die Lärm oder Gerüche nicht ertragen können. Häufig leiden sie an starken Blähungen und Verstopfung.

Rückenschmerzen

Schmerzen im Rücken kommen während der Schwangerschaft häufig vor, weil das Baby immer schwerer wird. Außerdem lockern sich die Beckenmuskeln ein ganz klein wenig.

Nicht nur die Beinvenen sind in der Schwangerschaft stark belastet; auch die Venen der Geschlechtsorgane werden strapaziert. Da helfen Arnica und Carbo vegetabilis.

Aesculus bei dumpfen Rückenschmerzen

Lang anhaltenden, dumpfen Schmerz im unteren Teil des Rückens und in den Hüften beheben Sie mit Aesculus. Eine Verschlechterung der Beschwerden kann eintreten, wenn Sie sich vom Sitzen erheben.

Bryonia bei Rückenschmerzen in Bewegung

Ein Steifigkeitsgefühl im Rücken, ziehende, spannende, auch reißende Schmerzen lindern Sie mit Bryonia. Eine Besserung erfolgt beim Liegen auf dem Rücken.

Rhus toxicodendron bei Überdehnung

Rhus toxicodendron, das »Möbelpackermittel«, hilft ebenso bei Steifigkeit mit oder ohne Schmerzen, bei Rückenschmerzen, die durch Bewegung oder längeres Laufen besser werden.

Homöopathische
Mittel bei
Schwangerschafts-
erbrechen:
Ipecacuanha, Nux
vomica, Sepia.

Aletris bei Rückenschmerzen mit Erbrechen

Wenn zu den Schmerzen auch noch Erbrechen hinzukommt, hilft Aletris farinosa. Auch bei Gebärmuttersenkung in Verbindung mit Kreuzschmerzen kann man es anwenden.

Cocculus bei Rückenschmerzen und Melancholie

Cocculus ist eigentlich ein bewährtes Mittel gegen Reiseübelkeit. Aber auch in der Schwangerschaft tut es gut bei Rückenschmerzen mit gleichzeitigem Erbrechen. Weitere Kennzeichen für dieses Mittel: Zusammenziehen der Glieder, Traurigkeit, die Zeit vergeht zu rasch.

Rückenschmerz am Nachmittag

Stechende Schmerzen, meist zwischen drei und fünf Uhr nachmittags und danach, sind ein Zeichen für Kalium carbonicum. Verschlechterung kann auch nach dem Aufstehen, nach dem Zubettgehen oder beim Liegen auf der schmerzhaften Stelle auftreten.

Stillprobleme

Belladonna bei Brustentzündung

Dosierung

Alle 2 Stunden
3 Globuli
Belladonna C6

Die Milch fließt reichlich. Die Brüste werden rot, heiß und geschwollen. Manchmal sind sie auch sehr hart. Die Stillende fühlt sich ganz allgemein sehr heiß. Hier hilft Belladonna.

Phytolacca bei zu viel Milch

Alle 2 Stunden
3 Globuli
Phytolacca C6

Überdurchschnittlich viel Milch deutet auf Phytolacca als das geeignete Mittel. Die Brüste sind hart geschwollen und ganz besonders empfindlich. Schmerzen bestehen am ganzen Körper, nervös und ausgesprochen ruhelos ist die Stillende. Zum Abstillen: Phytolacca D1 bis D2, 3-mal täglich 7 Globuli.

Lac defloratum bei zu wenig Milch

Es kommt wenig bis gar keine Milch. Die Mutter wirkt niedergeschlagen und hat großen Durst.

Pulsatilla bei wässriger Milch

Wenig Milch, die dünn und wässrig erscheint, deutet auf Pulsatilla.
Die Mutter schreit vor Schmerzen, wenn sie ihr Baby stillen will. Ihre
Brüste sind entzündet.

Bryonia bei heftiger Brustentzündung

Nach zu viel Bewegung oder allgemeiner Überforderung staut sich
die Milch mit zunehmenden Schmerzen und Fieber. Beim Ansaugen
des Kindes treten stechende oder schießende Schmerzen auf.
Besserung durch kühle Umschläge, festes Einbinden der Brust, absolute Ruhe. Schlimmer werden die Beschwerden durch die geringste
Bewegung, Wärme.

Wehen und Geburt

Homöopathische Mittel können die Wehen verkürzen, die Geburt
beschleunigen und die Schmerzen erträglicher machen.
Die geeigneten Mittel heißen: Aconit, Arnica, Belladonna, Caulophyllum, Chamomilla, Cimicifuga, Lac defloratum, Nux vomica, Phytolacca und Pulsatilla.

Plötzliche, vorübergehende Wehen – Belladonna

Ein heißes Gesicht, auch klopfende Kopfschmerzen, wie sie bei Belladonna-Symptomen üblich sind, kennzeichnen auch die Schwangere.
Besonders bei der ersten Geburt ist Belladonna zu verwenden, häu-

---

Dosierung

3-mal täglich
3 Globuli
Lac defloratum C6

3-mal täglich
3 Globuli
Pulsatilla C6

Alle 2 Stunden
3 Globuli
Bryonia C6

Halbstündlich
3 Globuli
Belladonna C6

fig besonders gut bei sportlichen Frauen mit verkrampften Geburtswegen. Die Wehen kommen ganz plötzlich und hören unvermittelt wieder auf.

Homöopathika in der Schwangerschaft

▸ Wenn Sie Globuli einnehmen und Sie haben sich eine größere Anzahl in die Hand geschüttet als verordnet, sollten Sie die überzähligen unbedingt wegwerfen. Geben Sie sie nicht wieder in das Fläschchen zurück: Die Wirkung wird dadurch eingeschränkt.

▸ Bitte trinken Sie während einer homöopathischen Behandlung keinen Kaffee.

▸ Verwenden Sie in dieser Zeit keine stark riechenden Essenzen, und lutschen Sie keine mentholhaltigen Bonbons.

Pulsatilla bei Wehenschwäche

Dosierung
Halbstündlich
3 Globuli
Pulsatilla C6

Wenn Wehen in sehr langen Intervallen auftreten oder nur tagsüber kommen und nachts aufhören, hilft oft Pulsatilla. Die bevorstehende Geburt regt die Schwangere auf, macht ihr Angst und raubt ihr die Kräfte. Sie verlangt nach frischer Luft und hat trotz Mundtrockenheit keinen Durst.

Die Wehen sind schwach, aber jede Kontraktion löst Erstickungsgefühle, Herzklopfen oder Hitzewallungen aus.

Arnica gegen Blutungen

1-mal täglich
3 Globuli Arnica
C30, nach der
Geburt 3 Tage lang

Arnica eignet sich dazu, Blutungen während der Geburt zu reduzieren. Charakteristisch für dieses Mittel ist die Verschlimmerung durch Bewegung. Auch Scheidenrisse und Dammschnitte heilen mit Arnica schneller.

Aconit bei großer Angst

Großer Angst, ob die Geburt auch gut abläuft, sogar Todesangst, begegnet man mit Aconit. Die Wehen setzen sehr häufig, aber in unterschiedlichen Abständen ein. Die Gebärende ist ruhelos, ängstlich, furchtsam.

Halbstündlich
3 Globuli
Aconit C6

Caulophyllum für die leichte Geburt

Caulophyllum wird ganz allgemein zur Erleichterung des Geburtsvorgangs genommen. Schon einige Wochen vor der Geburt beginnen Sie mit der Einnahme.

3-mal 5 Globuli
Caulophyllum C4

Chamomilla für unleidliche Gebärende

Ist die Gebärende absolut unleidlich und kann niemand ihr etwas recht machen, hilft Chamomilla. Sie möchte sich von niemandem belehren lassen, schickt Arzt und Hebamme weg. Die Geburt ist sehr schmerzhaft, die Schmerzen beginnen im unteren Teil des Rückens und strahlen auf den inneren Teil der Schenkel aus.

Halbstündlich
3 Globuli
Chamomilla C6

Cimicifuga für hysterische Gebärende

Ein oft verwendetes Mittel zur Erleichterung der Geburt ist Cimicifuga. Die klassische Patientin für dieses Mittel neigt zu Hysterie. Der Muttermund ist verkrampft, reißende Schmerzen stellen sich ein.

Stündlich
3 Globuli
Cimicifuga C6

Nux vomica für empfindsame Gebärende

Für die nervöse, empfindsame Patientin ist Nux vomica das ideale Mittel. Sie fühlt sich von allem und von allen gestört und braucht absolute Ruhe, um ihr Baby zur Welt zu bringen.

Stündlich
3 Globuli
Nux vomica C6

Ob vorbeugende Zahnpflege, die Behandlung akuter Schmerzen oder Bekämpfung der Angst vor dem Zahnarzt: Homöopathika sorgen auch für ein gesundes Gebiss.

Gesund im Mund dank Homöopathie

Das tut Zähnen und Zahnfleisch gut

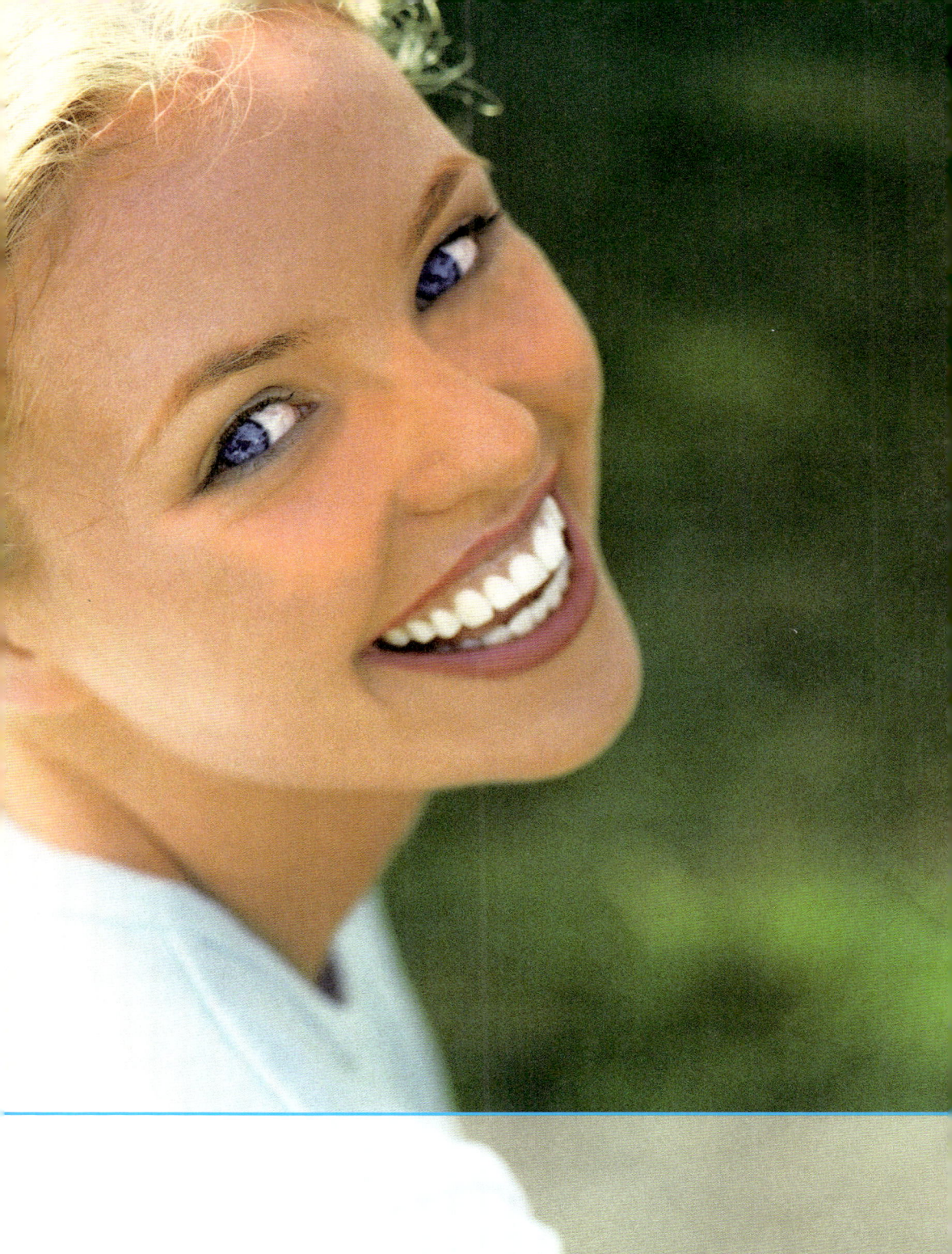

Für ein strahlendes Lächeln

Gesunde Zähne sind eine wichtige Voraussetzung für unsere Gesundheit insgesamt. Deshalb ist es von entscheidender Wichtigkeit, Mund und Rachen die nötige Aufmerksamkeit zu widmen. Auch dafür bietet sich die Homöopathie als sanfte und natürliche Helferin an. Und wieder einmal gilt: Vorbeugen ist besser als heilen!

Vor dem Zahnarztbesuch

Notfalltropfen bei Angst

Dr. Bachs Rescue Remedy- oder Notfalltropfen helfen bei unklaren Angst- und Kreislaufsymptomen; Sie können sie deshalb gut vor dem Arztbesuch nehmen.

Arnica vor einer Zahnoperation

Wenn ein größerer operativer Eingriff im Mundraum bevorsteht, nehmen Sie zur Vorbeugung des Wundschocks und der Schmerzen danach Arnica.

Beim Zahnarzt

Mundspülung mit Calendula

Als Mundspülung zur besseren Wundheilung nach Zahnextraktionen oder als antibakterielles Mittel bei Zahnfleischentzündungen hilft Calendula-Tinktur.

Coccus cacti gegen Würgereiz

Durch Würgereiz kommt es immer wieder zu schlechten Abdrücken und Röntgenaufnahmen; das verhindert Coccus cacti C30.

Falls keine der hier beschriebenen Situationen genau auf Sie zutrifft oder das angegebene Mittel sich als nicht passend erweist, können Sie auf die Notfalltropfen nach Dr. Bach zurückgreifen.

Ipecacuanha bei empfindlichem Gaumen

Wenn die Berührung des Gaumens zu starkem Würgereiz führt, nehmen Sie Ipecacuanha C30 10 Minuten vor Behandlungsbeginn.

Hypericum bei Nervenverletzung

Wenn es durch die schmerzstillende Spritze zu einer Nervenverletzung kommt, hilft Ihnen Hypericum. Die Verletzung zeigt sich in einem Pelzigwerden mit eventueller Lähmung einer Zungenhälfte. Nach dem Beschleifen der Zähne treten die Schmerzen nicht an dem betreffenden Zahn auf, sondern entweder schmerzt die gesamte Mundhöhle, oder sie strahlen dem Nerv entlang ins Gesicht aus.

Calcium carbonicum bei Aufregung

Wenn der Patient durch die Anspannung hyperventiliert, d. h., wenn er mehr ein- als ausatmet und sich dadurch Zittern, Schwäche und Hitzewallungen einstellen, ist Calcium carbonicum das geeignete Mittel. Bei Herzbeklemmungen, die auftreten, wenn das warme Material die Zähne berührt, bei Unverträglichkeiten (Allergien, Juckreiz) gegenüber bestimmten Abdruckmaterialien hilft es ebenfalls.

Veratrum album bei Kreislaufschwäche

Als Kreislaufmittel, wenn der Patient kreidebleich wird und der kalte Schweiß auf der Stirn steht, ist Veratrum album das richtige Mittel. Obwohl er friert, verlangt er nach frischer Luft.

Nach dem Zahnarztbesuch

China bei Schwäche durch Blutverlust

Wenn durch den Blutverlust beim Zähneziehen Schwächegefühle auftreten, hilft China.

Die Notfalltropfen nach Dr. Bach enthalten fünf verschiedene Blütenessenzen und sind einnahmefertig und rezeptfrei in jeder Apotheke erhältlich. Bitte beachten Sie die Packungsbeilage!

Staphisagria bei Wundschmerz

Bei starken Wundschmerzen nach Zahnextraktion – trotz Arnica-Einnahme – hilft Ihnen Staphisagria.

Furcht vor der Zahnbehandlung

Vielen Menschen wird schon beim Gedanken an den Zahnarzt oder an das Bohren ganz mulmig. Das führt dazu, dass notwendige Behandlungen meist zu lange hinausgeschoben werden, bis die Beschwerden nicht mehr auszuhalten sind. Bei anderen wird sie zu einem nervenaufreibenden Geduldsspiel für Zahnarzt und Patient. Bei Kindern führt diese Angst oft zu schlaflosen Nächten, die Eltern reagieren in ihrer Hilflosigkeit überreizt und allzu heftig.

Unterdrücken Sie die Angst?

Aconitum napellus

Der Patient wirkt mutig und selbstsicher, er überspielt seine Angst durch Forschheit. Bei den ersten Schmerzen, beim Anblick von Blut, eines gefährlich erscheinenden Instruments oder wenn die Behandlung strapaziös erscheint, wird er totenbleich, bekommt einen Kreislaufkollaps und ist nicht mehr in der Lage, weiterbehandelt zu werden. In solchen Situationen muss der Patient geschützt werden, indem der Arzt ihn auffordert, nicht hin- oder zuzusehen. Hier hilft Aconitum napellus. Kam es zu solchen Angst- und Panikreaktionen, ist es bei der folgenden Behandlung wichtig, auf eine Weise vorzugehen, die dem Patienten weniger gefährlich erscheint.

Wenn die Angst Magen und Darm trifft

Argentum nitricum

Bei manchen schlägt jede Angst auf Magen oder Darm. Schon eine Weile vor dem Zahnarzttermin empfinden sie ein flaues Gefühl im Magen. Je nach Intensität bekommen sie Durchfall, drehen vor der

Praxistür um oder zwingen den Zahnarzt mit den unsinnigsten Argumenten, die Behandlung abzubrechen.

Sie sind sehr eigensinnig. Verabredungen oder die Tatsache, dass ein genauer Termin festgesetzt wird, lösen oft schon Ängste aus. Jetzt hilft Argentum nitricum.

Sind Sie zu überzeugen?

Ein ängstlicher, gutmütiger Typ wird am schnellsten mit Calcium carbonicum geheilt. Man kann mit ihm über seine Angst vor dem Zahnarzt sprechen, woraufhin sie stark nachlässt. Er muss wissen, dass er sich in guten, vertrauensvollen Händen befindet, und lässt sich dann gut behandeln, solange sein Vertrauen nicht gebrochen wird. Er besitzt übrigens auch ein starkes Bedürfnis, massiert oder gestreichelt zu werden.

Calcium carbonicum

Brauchen Sie Vertrauen?

Auch dieser Patient lässt sich erst behandeln, wenn der Zahnarzt sein Vertrauen errungen hat. Der Vertrauensgewinn muss jedoch bei jeder Behandlung von neuem erfolgen. Der phosphorische Anteil dieser Menschen benötigt die ständige Bestätigung, dass der Behandler für ihn da ist. Typisch ist auch, dass diese Patienten oft intensiv seufzen. Da hilft am ehesten Calcium phosphoricum.

Calcium phosphoricum

Empfohlene Dosierung

Je 5 Globuli auf der Zunge oder je 5 Tropfen des empfohlenen Mittels in der Potenz LM 6 in einem Schluck Wasser aufgelöst im Mund zergehen lassen. Nehmen Sie die Globuli oder Tropfen jeweils am Abend und am Morgen vor der Behandlung sowie gegebenenfalls noch ein drittes Mal während der Behandlung.

Sind Sie misstrauisch?

Arsenicum album

Der Patient verhält sich vorsichtig und misstrauisch. Er lässt sich vor Behandlungsbeginn genau informieren, welche Risiken die Behandlung mit sich bringt, ob und welche Kosten entstehen werden. Er hätte am liebsten einen Spiegel, um jeden Handgriff verfolgen zu können. Er benötigt während der ganzen Behandlung immer wieder die Versicherung des Zahnarzts, dass alles gut geht. Übt der Behandler Druck auf ihn aus, reagiert er häufig mit Angstsymptomen wie Zittern und kaltem Schweiß, einem Druckgefühl auf der Brust, starkem Herzklopfen oder Atemnot. Auch ein Ohnmachtsanfall ist möglich: ein Fall für Arsenicum album.

Sind Sie gereizt?

Chamomilla

Launische, gereizte und behandlungsunwillige Patienten, die auch sehr beleidigend sein können, helfen sich und dem Arzt am besten, indem sie Chamomilla nehmen. Sie fordern die verschiedensten Dinge, man kann ihnen nichts recht machen und verspürt oft den Wunsch in sich aufsteigen, ihnen den Hals herumdrehen zu wollen. Bei Wut reagieren sie oft mit einem Fieberschub.

Wollen Sie alles bestimmen?

Moschus

Der Patient will die Behandlung bestimmen und sagt dem Zahnarzt, was er zu tun habe. Er leidet unter der Überzeugung, dass bei ihm etwas falsch gemacht wird. Wenn der Behandler nicht auf ihn eingeht, reagiert er hysterisch. Als äußeres Merkmal fällt auf, dass die eine Wange rot und kalt, die andere blass und warm ist. Er kann auch in Ohnmacht fallen oder verspürt plötzlich ein Zusammenschnüren von Kehle und Luftröhre mit Atemnot, wenn er davon überzeugt ist, dass dem Zahnarzt ein Fehler unterlaufen ist. Diesem Patienten kann mit Moschus geholfen werden.

Zittern Sie vor der Behandlung?

Das »Zittermittel« heißt in der Homöopathie Gelsemium. Große
Nervosität mit Zittern ist typisch; dies reicht von einem Gefühl des
inneren Vibrierens über das Zähneklappern bis hin zum sichtbaren
Zittern verschiedener Körperteile. Der gute Wille ist zwar da, aber die
Angst setzt sich dann doch durch. Anfangs ist der Patient euphorisch.
Je näher der Zeitpunkt des Zahnarztbesuchs jedoch kommt, desto
mehr verlässt ihn der Mut; schließlich sitzt er ganz entkräftet und
zitternd da. Er bekommt Durchfall vor Angst; danach empfindet er
ein Gefühl der Lähmung.

Gelsemium

Sind Sie schreckhaft?

Der »Schreckhafte« wird mit Stramonium geheilt. Der Patient hat
Angst vor jeder plötzlichen Bewegung, plötzlichen Geräuschen und
vor allem vor plötzlich auf ihn gerichtetes Licht. Das grelle Licht der
Behandlungslampe erschreckt ihn ebenso wie das Geräusch der
Wasserspülung. Er reagiert auch ängstlich, wenn sich ihm fremde
Personen nähern, oder wenn er vorübergehend allein im Behand-
lungszimmer zurückgelassen wird.

Stramonium

Machen Ihnen Geräusche Angst?

Hier steht die Angst vor plötzlichen Geräuschen im Vordergrund.
Obwohl der Patient weiß, dass der Bohrer gleich surrt, springt er vor
Schreck hoch. Er lässt sich erst weiterbehandeln, wenn er sich an das
Geräusch gewöhnt hat. Dagegen hilft Borax.
Auch die Auf- und vor allem Abwärtsbewegungen in den modernen
Zahnarztsesseln können starke Angstreaktionen hervorrufen: Ein
Kind beginnt z. B. vor Furcht und Schrecken laut zu schreien und
klammert sich an einem Nahestehenden fest, als wolle es diese ent-
setzliche Bewegung aufhalten.

Borax

Angst vor Spritze und Bohrer?

Silicea

Der Patient hat Angst vor dem Geräusch des Bohrers und besonders vor Spritzen, ohne zuvor schlechte Erfahrungen mit ihnen gemacht zu haben. Daher lässt er sich meist ohne Anästhesie behandeln. Hat er sich einmal für die Anwendung von Spritzen entschieden, dann lässt er die Injektionen zu. Ihm hilft Silicea. Obwohl auch er befürchtet, dass bei der Behandlung etwas schlecht verläuft, macht er dem Zahnarzt keine Vorwürfe, weil er sich am Geschehen mitverantwortlich fühlt. Beschwichtigende Erläuterungen empfindet er als aufdringlich. Er kann dann richtig unfreundlich werden, wenn der Behandler weiterredet.

Große Angst vor der Spritze?

Spigelia

Massive aktive Angst vor der Injektion kennzeichnet all jene, denen Spigelia hilft. Der Patient sieht die Spritze, schreit, tobt und ist nicht mehr zu behandeln. Typisch sind auch sehr schmerzhafte Trigeminusneuralgien, meist linksseitig, die zu Auge, Wange, Zähnen und Schläfe ausstrahlen und von Sonnenaufgang bis Sonnenuntergang anhalten.

Sind Ihre Reaktionen übertrieben?

Ignatia

Das »Hysteriemittel« heißt Ignatia. Die Einbildungskraft ist sehr groß: Selbst beim Bohren in einem toten Zahn schreit der Patient vor Schmerz. Er ist davon überzeugt, dass etwas schief gehen muss, und lässt sich davon durch nichts ablenken.

Der Patient ist launenhaft, bei ihm wechseln Erregungs- und Erschöpfungszustände rasch. In unangenehmen oder stressigen Situationen verspürt er oft ein Enge- oder Kloßgefühl im Hals, in Stresszeiten beißt er sich wiederholt beim Kauen auf die Zunge oder in die Wange. Die Behandlung in der Zahnarztpraxis hält er nie für gut genug.

Leiden Sie schon im Voraus?

Der Patient leidet unter einer starken Einbildungskraft. Er spürt schon
die Schmerzen, wenn er nur an den Bohrer denkt. Auch wenn er vorher solch ein Instrument noch nie gesehen hat, ist er sicher, unendli-
che Qualen leiden zu müssen. Der Patient riecht sauer und ist empfindlich gegen die leichteste Unruhe, Geräusche, Berührung. Das lässt
sich mit Magnesium carbonicum abstellen.

Kinder verstecken sich sofort schreiend hinter ihren Eltern, sobald sie
den Zahnarzt sehen. Je näher er kommt, desto heftiger schreien sie;
sie beruhigen sich aber ganz schnell, wenn er den Raum wieder
verlässt.

Magnesium
carbonicum

Homöopathische Kariesprophylaxe

Karies entsteht, wenn zucker- oder stärkehaltige Nahrungsbestand-
teile längere Zeit zwischen den Zähnen lagern oder sie wie eine Art
Film überziehen. Die Bakterien der Mundflora verarbeiten nach dem
Essen die Kohlenhydrate teilweise. Dabei entstehen Säuren, die in der
Lage sind, den Zahnschmelz anzugreifen, sie fressen Löcher hinein.
Neben dem Maßhalten bei Süßigkeiten kommt hier der Zahnpflege
besondere Bedeutung zu. Deshalb ist es wichtig, nach jeder Mahl-
zeit und auch nach Süßigkeiten die Zähne zu putzen. Die Anfällig-
keit für Karies ist in manchen Familien erhöht.

Dosierung zur Kariesprophylaxe

Die Dosierung bei der Kariesprophylaxe von Säuglingen, Kindern und
Erwachsenen ist für alle Mittel gleich: 4 Wochen lang 1-mal 3 Globuli LM 30
pro Woche. Stellt sich keine Besserung ein, können Sie ein weiteres Mittel
auswählen oder sich an einen Homöopathen wenden.

Karies – wann, wo, wie?

	Acidum fluoricum	Calcium carbonicum	Calcium fluoratum	Calcium phosphoricum	Kreosotum	Medorrhinum	Mercurius solubilis	Mezereum	Sepia	Silicea	Staphisagria	Syphillinum	Thuja
Karies sofort nach dem Zahndurchbruch					•						•	•	
Schnell fortschreitende Karies	•	•		•		•		•	•				
Karies an den Seiten der Zähne								•			•		•
Karies an den Wurzeln								•					•
Karies am Zahnfleischrand		•										•	•
Abbröckeln der Zähne	•	•	•	•		•					•		•
Dunkle Zahnfarbe	•												
Dunkle Flecken auf den Zähnen					•								
Gelbe Zahnfarbe						•	•			•			•
Graue Zahnfarbe							•						
Schwarze Zahnfarbe					•		•		•		•	•	•
Schwarze Streifen auf den Zähnen											•		
Schwarze Zahnkrone							•				•		
Weiße Flecken auf den Zähnen			•							•			
Gezähnelte Schneiden						•						•	
Keilförmige Zähne					•								
Verkümmerte, kleine Zähne												•	
Mangelhafter Zahnschmelz			•							•			

Vorbeugen in der Schwangerschaft

Eine homöopathische Konstitutionsbehandlung am besten vor, während oder nach der Schwangerschaft kann diese familiäre Belastung abschwächen oder heilen. Sie sollte auf Weisung eines Homöopathen erfolgen. Die Zähne werden zwischen der 6. und 12. Schwangerschaftswoche angelegt und im 5. Monat mineralisiert, d. h., dann kommt es zur Einlagerung verschiedener Mineralien wie Kalziumfluorid und Kalziumphosphat.

Auffällig ist, dass die Ernährung der Mutter während der Schwangerschaft eine gewisse Bedeutung auf die Substanz der Zähne ihres Kindes hat. Hatte sich die Mutter vollwertig ernährt und auf Süßigkeiten verzichtet, tritt bei den Kindern seltener und später Karies auf, trotz des Verzehrs von Süßigkeiten.

Allgemeine Kariesprophylaxe

Kalzium gegen Karies

Als allgemeine Kariesprophylaxe für einen optimalen Knochenaufbau wie auch zur Unterstützung einer Konstitutionstherapie können die karieshemmenden Mineralien Kalziumkarbonat, Kalziumphosphat und Kalziumfluorid in niedrigen Potenzen eingesetzt werden.

Aufbaukalk 1 und 2 für Schwangere und Kleinkinder

Für Schwangere wie auch Säuglinge und Kleinkinder ist als Kariesprophylaxe morgens eine Messerspitze Aufbaukalk 1 und abends eine Messerspitze Aufbaukalk 2 sinnvoll. Der Aufbaukalk 1 enthält Kalziumfluorphosphat in der Potenz D5 und Kürbisblüten in der Potenz D2. Aufbaukalk 2 enthält Muschelschalenpulver, also Kalziumkarbonat, und Eichenrinde in der Potenz D3.

> Um Karies mit Kalzium vorzubeugen, nehmen Sie 4 Wochen lang 2- bis 3-mal am Tag 1 Tablette Calcium carbonicum D3 im täglichen Wechsel mit Calcium fluoratum D3.

Karies bei Säuglingen

Für die folgenden Arzneien ist typisch, dass Karies meist unmittelbar beim Erscheinen der Zähne beginnt.

Karies am Zahnfleischrand

Syphillinum

Karies beginnt am Zahnfleischrand und geht bis zur Wurzel. Größere und kleinere Stücke brechen vom kariösen Zahn ab. Gezähnelte Schneiden, tonnenförmige oder kleine, verkümmerte Zähne sind auch typisch. Der Kiefer ist oft auch für die kleinen Zähne zu eng. Die Zunge zeigt tiefe Längsrisse und rund um ihren Rand die Eindrücke der Zähne. Es besteht reichlicher Speichelfluss, beim Schlafen läuft der Speichel aus dem Mund.
Das Kind ist mürrisch und launisch. Es schreit heftig und schlägt mit den Fäusten um sich, wenn es gereizt ist. Geben Sie ihm Syphillinum.

Karies am Zahnschmelz

Staphisagria

Die Karies greift zuerst den Zahnschmelz an, erst nach Monaten oder Jahren geht sie langsam auf das Dentin, das Zahnbein, über. Die Karies beginnt gern an den Seiten der Zähne, die Zähne werden meist an der Zahnkrone schwarz und zerfallen.
Das Kind ist reizbar, wenn es nicht genügend Zuwendung erfährt, und es mag getragen werden. Geben Sie ihm Staphisagria.

Löcher bilden sich

Kreosotum

Es bilden sich riesige Löcher: Das Dentin ist primär angegriffen, der Zahnschmelz bleibt an manchen Stellen noch vorhanden, d. h., die Löcher entstehen von innen heraus. Die betroffenen Zähne verbreiten einen üblen Geruch, sie werden schwarz oder bekommen dunkle Flecken und zerkrümeln.

Die Zahnung ist sehr schmerzhaft, das Kind kann nicht schlafen. Die Schmerzen werden nur durch Herumtragen und zärtliches Streicheln erträglicher. Das Saugen an der Brust ist dem Säugling durch die Schmerzen unmöglich. Die stark geschwollene Zahnleiste verfärbt sich blau, das Zahnfleisch ist schwammig und blutet. Die auffällig dicken Zähne stehen keilförmig zueinander. Das Kind ist sehr launisch und reizbar. Es verlangt die verschiedensten Dinge, wirft sie aber dann bald wieder weg. Hier hilft Kreosotum.

Karies bei Kindern

Bei den folgenden Arzneien ist es charakteristisch, dass sich die Karies erst im Kleinkinder- oder Kinderalter zeigt. Neben diesen Mitteln kommen auch die Arzneien für Säuglinge infrage.

Karies am Zahnfleischrand

Die Karies tritt meist am Zahnfleischrand auf. Die Zähne brechen erst spät, langsam und mühsam durch. Das Kleinkind, das sonst eher gutmütig und behäbig ist, zeigt sich jetzt unzufrieden und gereizt. Es schläft schlecht und hat nun Durchfall, während es sonst verstopft ist. Es hat nicht nur laufend die Finger im Mund, sondern schiebt auch sonst alles in den Mund.

Calcium carbonicum

Es hat Schwierigkeiten, Kalk im Körper einzulagern, und daher verlangt es nach allem, was Kalk enthält: Kreide, Wandkalk, Blumentopferde und viel Milch. Häufig kann es das Kalzium aus der Kuhmilch oder Kuhmilch überhaupt schlecht verwerten. Dies kann sich dann als Milchschorf oder als allergische Reaktionen an Haut (raue, schuppige Haut; Ekzeme) und Schleimhäuten (häufiger Schnupfen, sauer riechende Durchfälle, Bauchschmerzen) bemerkbar machen. Ihnen hilft Calcium carbonicum.

Wenn Kinder keine Kuhmilch vertragen

▸ Manche Kinder können Ziegen- oder Schafsmilch besser vertragen, was sich dann z. B. in einem Abklingen des Hautausschlags oder einem Nachlassen der Bauchschmerzen zeigt.

▸ Wiederholt gute Erfahrungen wurden mit einer Mischung von Kuh- und Ziegenmilch zu gleichen Teilen gemacht.

▸ Bei Kuhmilch haben wir Folgendes beobachtet: Am besten wird Frischmilch vom Biobauern vertragen, dann Flaschenmilch aus biologischer Tierhaltung (pasteurisiert), schließlich konventionell produzierte Frischmilch und am wenigsten konventionelle Flaschen- oder Tütenmilch (pasteurisiert und homogenisiert).

Karies an den Zahnkronen

Calcium fluoratum

Die Karies beginnt meist an den Kronen. Die Zähne brechen ab, auch ohne Karies. Sie können kreideweich und fächerförmig nach außen gebogen sein. Auf den Zähnen werden oft weiße Flecken sichtbar, der Zahnschmelz fehlt stellenweise. Hier hilft Calcium fluoratum. Calcium-fluoratum-Kinder fallen aufgrund ihrer Bänderschwäche durch ihre Gelenkigkeit auf. Sie ist oft derart ausgeprägt, dass ihre Bewegungen unbeholfen oder ungeschickt erscheinen. Sie haben auch häufig schiefe Nasen.

Karies am Zahnschmelz

Mercurius solubilis

Karies befällt den Zahnschmelz der Zahnkrone, die sich dann meist schwarz verfärbt. Die Zähne sind weich und wackeln leicht. Das Kind riecht übel aus dem Mund. Das Zahnfleisch ist geschwollen, schwammig und blutet leicht, z. B. beim Zähneputzen. Die Zunge zeigt an ihrem Rand Zahneindrücke. Die Speicheldrüsen produzieren zu viel, und vor allem nachts läuft der Speichel unwillkürlich ab. Diesen Kindern helfen Sie mit Mercurius solubilis.

Karies an den Zahnhälsen

Die Zahnung ist häufig verspätet und erschwert. Karies tritt bevorzugt an den Zahnhälsen auf. Die Zähne stehen fächerförmig. Der Zahnschmelz ist oft rau mit einem halbmondförmigen weißen Fleck. Zahnfisteln und Abszesse der Zahnwurzeln sind ebenfalls typisch. Die Betroffenen haben gelegentlich das Gefühl eines Haares auf der Zunge. Ihnen kann mit Silicea geholfen werden.

Silicea

Karies verbreitet sich

Karies kann frühzeitig auftreten und schnell voranschreiten. Die Zähne können aber auch kreideweich sein und ohne Kariesbefall wegkrümeln. Es können auch überzählige Zähne vorkommen. Dem beugen Sie mit Medorrhinum vor.

Medorrhinum

Bei Säuglingen und Kleinkindern gibt es noch zwei typische Merkmale: Das Kind schläft meist auf dem Bauch, und zwar in der Knie-Ellbogen-Lage, d. h., Arme und Beine sind angewinkelt, teilweise ragt der Po in die Höhe. Eine hartnäckige Windeldermatitis, die wie Eiterpickel bevorzugt entlang der Schamlippen oder um das Glied herum auftritt und sich bei der Zahnung oder auch nach Impfungen verschärft, kommt dazu.

Schnell große Löcher

Die Zähne entwickeln sich langsam. Tritt Karies auf, vergrößern sich die Löcher sehr schnell. Der Kiefer ist zu eng, die Zähne stehen schief und übereinander. Die oberen Eckzähne wollen häufig nicht durchbrechen. Jetzt hilft Calcium phosphoricum.

Calcium phosphoricum

Das Kind besitzt einen schwach entwickelten Brustkorb und hervorstehende Schulterblätter. Es hat einen lang gestreckten Körperwuchs und leidet wegen seiner Verwertungsstörung an Kalziumphosphat unter Wachstumsschmerzen, und zwar insbesondere in den langen Röhrenknochen.

Schnelle Zahnzerstörung

Sepia

Wenn die Karies auftritt, kommt es zu einer schnellen Zahnzerstörung, oft in Zusammenhang mit Anämie (Blutarmut). Auch bei Erwachsenen ist das möglich, wenn der Zahnzerfall plötzlich einsetzt, z. B. bei Frauen in der Schwangerschaft oder während der Stillzeit. Die kariösen Zähne schmerzen besonders nach dem Verzehr von Süßigkeiten. Dagegen beugen Sie mit Sepia vor.

Angeborene Zahnschmelzmängel

Fluoricum acidum

Ähnlich wie bei Calcium fluoratum weist der Zahnschmelz angeborene Mängel auf, die Zähne stehen oft fächerförmig und bröckeln ab. Die Kinder sind ständig in Bewegung. Sie fallen in einen Erschöpfungszustand, wenn sie nicht hin und wieder Ruhepausen einlegen und ausreichend essen. Geben Sie ihnen Fluoricum acidum.

Karies bei Erwachsenen

Bei den folgenden Krankheitsbildern ist typisch, dass Karies meist erst im Erwachsenenalter auftritt. Zusätzlich kommen die bei Kindern angeführten Mittel infrage. Zur Dosierung siehe Seite 173.

Karies an Zahnseiten und -wurzeln

Mezereum

Karies tritt bevorzugt an den Seiten der Zähne oder auch an den Wurzeln auf.

Die heftigen Zahnschmerzen erstrecken sich zum Ohr, zur Schläfe oder zu den Wangenknochen der jeweiligen Gesichtshälfte und verschlechtern sich nachts. Dagegen gehen Sie mit Mezereum an.

Wenn die Zähne bröckeln

Karies beginnt typischerweise an den Wurzeln, aber auch am Zahnfleischrand oder an den Seiten, der Zahn zerbröckelt schließlich. Der Zahnfleischrand ist sehr schmerzempfindlich.

Thuja

Am Zungenrand treten weiße Blasen auf, die brennend schmerzen. An der Zunge sind oft Krampfadern sichtbar. Diese Symptome lassen sich mit Thuja beheben.

Karies und Zahnschmerzen

Bei langwierigen Gesichtsneuralgien durch kariöse Zähne und auch nach dem Zähneziehen hilft Hekla Lava. Bei den Zahnschmerzen ist der Kiefer geschwollen.

Hekla Lava

Parodontose

Dieser Begriff bezeichnet einen Schwund des Zahnfleisches und des Zahnhalteapparats, die Zahnhälse und Zahnwurzeln liegen dabei immer mehr frei. Es kommt zur Lockerung der Zähne. Diesem Zustand gehen meist Zahnfleischentzündungen mit Ablagerung von Zahnstein und Bildung eitriger Zahnfleischtaschen voraus.

Als Auslöser werden von der medizinischen Seite Fehlbelastungen der Zähne, falsche oder ungenügende Zahnpflege, Vitamin-C-Mangel, Stoffwechselkrankheiten oder hormonelle Störungen angeführt. Naturheilkundlich sieht man dagegen Zusammenhänge mit den Ernährungsgewohnheiten (zuckerreich, vitamin- und ballaststoffarm), Nahrungsmittelunverträglichkeiten und dem Vorhandensein von amalgamhaltigen Zahnfüllungen. Oftmals liegt zusätzlich ein Befall der Mundhöhle und des Darmes mit Candida albicans oder anderen Mikroorganismen vor. Deshalb empfehlen wir als erste Maßnahme eine Entfernung des Silberamalgams mit anschließender Entgiftung (siehe Seite 193ff.) neben allgemeinen zahnärztlichen Maßnahmen wie Zahnsteinentfernung, Ausräumen der Zahnfleischtaschen und sonstige Zahnsanierung. Im Anschluss daran ist eine Behandlung des Darmes bei Pilzbefall zweckmäßig. Sollten auch nach diesen Maßnahmen noch Symptome einer Parodontose bestehen, raten wir nach der internistischen Abklärung einer Stoffwechsel- oder Hormonstörung zu einer klassischen homöopathischen Behandlung.

Als Homöopathika kommen u. a. Acidum sulfuricum, Acidum nitricum, verschiedene Quecksilbersalze, Kalium carbonicum, Psorinum, Carbo vegetabilis, Lycopodium, Silicea und Tuberculinum infrage.

Zahnschmerzen

Zahnschmerzen werden durch Karies, Zahnzerstörung, heiße oder kalte Speisen und Getränke, aber auch durch Ärger, Angst oder Erkältungen ausgelöst.

Zahnschmerzen treten häufig nachts oder dann auf, wenn der Zahnarzt nicht erreichbar ist. Manchmal muss man auch bis zum nächsten Behandlungstermin Stunden oder Tage überbrücken. Homöopathische Mittel können Ihnen behilflich sein, in einigen Fällen den Schmerz zu beseitigen. In jedem Fall sollten Sie Ihren Zahnarzt so bald wie möglich aufsuchen, um die Beschwerden abklären zu lassen.

Meist treten die heftigen Schmerzen bei Zahnkaries durch freiliegendes Zahnbein (Dentin) auf oder durch Entzündungen des Zahnmarks (Pulpa), der Wurzelhaut oder des Kieferknochens. Wenn die Schmerzen auf Kälte oder Süßigkeiten zunehmen, handelt es sich oft um kleinere Löcher, bei tieferen Löchern verschlechtern oft Wärme, warme Speisen und Getränke den Zustand. Dumpfe Schmerzen beim Kauen weisen oft auf Eiterungen an den Zahnwurzeln hin.

Aconitum Treten die Zahnschmerzen nach Ärger auf, so heilen Sie sie erfolgreich mit diesem Mittel.

Ammonium carbonicum Das Kauen oder Zusammenpressen der Zähne verursacht Schläge durch Kopf, Ohren, Augen oder Nase. Die Zahnschmerzen erscheinen häufig abends im Bett. Starke Trockenheit in Mund und Rachen kommen dazu.

Antimonium crudum Zahnschmerzen in faulenden oder hohlen Zähnen, besonders vor der Menstruation und abends im Bett, heilt Antimonium. Die Mundwinkel sind rissig. Die Zunge ist oft dick weiß belegt, wie gekalkt. Das Zahnfleisch weicht von den Zähnen zurück und blutet leicht.

Argentum nitricum Schmerzen in gesund erscheinenden Zähnen und ein Geschmack nach Kupfer oder Tinte sind damit zu beheben.

Barium carbonicum Zahnschmerzen vor oder während der Menstruation, ein anhaltender, brennender Schmerz in der Zungenspitze verweisen auf Barium carbonicum.

Bismutum subnitricum Schmerzen, die sich durch Mundspülungen mit kaltem Wasser bessern, sich aber durch Essen verschlechtern, behebt Bismutum. Das Zahnfleisch ist dabei geschwollen. Ein Verlangen nach kalten Getränken besteht.

Calcium carbonicum Zahnschmerzen, ausgelöst durch Zugluft, Lufteinziehen oder durch heiße oder kalte Speisen bzw. Getränke, heilt man mit Kalzium.

Manchmal treten die Zahnschmerzen nur beim Kauen auf. Auch Zahnschmerzen mit Schwindel und kalten Füßen vor der Periode heilen Sie mit diesem Mittel. Ein anhaltend saurer Geschmack im Mund ist häufig.

Chamomilla Schmerzen, die sich durch warme Getränke verschlimmern, speziell durch Kaffee, heilt Chamomilla; auch Zahnschmerzen während der Schwangerschaft und nach Ärger.

Allgemeine Dosierung bei Zahnschmerzen: LM6, 3 Globuli oder Tropfen alle 2 Stunden, bis eine Besserung spürbar ist, dann in größeren Abständen einnehmen.

China Zahnschmerzen, die sich durch festes Zusammenbeißen der Zähne und durch Wärme von außen bessern, deuten auf China. Die Speisen schmecken dann salzig.

Coffea Schmerz durch äußere Wärme oder Wärmeanwendung, der besser wird durch Eiswasser im Mund, behebt Coffea.

Colchicum Ein trockener Mund mit Zungenbrennen deutet auf Colchicum als das geeignete Mittel; Zahnfleisch und Zähne schmerzen. Der Geruch von Nahrungsmitteln erregt Übelkeit bis zur Ohnmacht.

Colocynthis Zahnschmerzen, die zusammen mit Bauchschmerzen auftreten, heilt Colocynthis.

Dulcamara Einseitige Zahnschmerzen, die von Seite zu Seite wechseln, behandeln Sie mit Dulcamara.

Ferrum metallicum Wenn die Schmerzen besser werden durch eiskaltes Wasser im Mund, dann hilft Ferrum metallicum.

Hypericum Ziehende Zahnschmerzen, die zu Gesichtsneuralgien mit Depressionen führen, können Sie mit Hypericum heilen.

Ignatia Zahnschmerzen, die sich nach Kaffeegenuss und Rauchen verschlechtern, heilt Ignatia. Saurer Mundgeschmack ist typisch für dieses Mittel. Der Betroffene beißt sich beim Kauen leicht in Wangeninnenseite oder Zunge.

Kalium phosphoricum Zahnschmerzen bei leicht blutendem Zahnfleisch mit hellrotem Saum, das schwammig ist und zurückweicht, behebt Kalium. Morgens ist der Mund trocken. Der Atem ist übel riechend bis stinkend.

Lachesis Schmerz, der zu den Ohren ausstrahlt, besonders linksseitig, behebt Lachesis. Die Zähne sind außerordentlich berührungsempfindlich und sehr empfindlich gegenüber kaltem Wasser sowie gegen Wärme.

Lycopodium Zahnschmerzen mit Schwellung der Wangen, die durch äußerliche Wärmeanwendungen oder durch Bettwärme gebessert

> Nehmen Sie bei Zahnschmerzen nicht unbedingt das Mittel, das beim letzten Mal gut geholfen hat. Die Ursachen und Modalitäten können jetzt ganz andere sein!

werden, heilt homöopathisch Lycopodium. Die Zähne sind berührungsempfindlich.

Magnesium carbonicum Zahnschmerzen, besonders während der Schwangerschaft, abends im Bett, nachts, in Kälte und in Ruhe, heilt Magnesium carbonicum. Schmerzen in den Kieferknochen nachts und in der Ruhe sprechen gut darauf an. Auch Beschwerden beim Durchbruch der Weisheitszähne sind damit zu beheben. Eine Empfindung, als ob die Zähne zu lang sind, ist ein weiteres Kennzeichen.

Magnesium phosphoricum Zahnschmerzen durch Hitze und heiße Getränke können Sie mit Magnesium phosphoricum behandeln. Beschwerden zahnender Kinder heilt dieses Mittel ebenso.

Plantago Sehr berührungsempfindliche Zähne und Zahnschmerzen, die sich durch Kälte und Berührung verschlimmern und beim Essen bessern, heilen Sie mit Plantago. Eventuell sind die Zahnschmerzen begleitet von neuralgischen Schmerzen der Augenlider.

Pulsatilla Zahnschmerz, der sich durch kaltes Wasser im Mund bessert, behebt Pulsatilla. Ein trockener Mund, kein Durst und das Bedürfnis, den Mund häufig auszuspülen, sind typisch. Häufiger Wechsel des Geschmacks im Mund fällt auf, mal bitter, gallig, fettig, salzig oder faulig. Mundgeruch in der Frühe.

Rhododendron Zahnschmerzen bei feuchtem Wetter und vor Sturm heilt Rhododendron. Auch bei einer Trigeminusneuralgie mit heftigen, zuckenden Schmerzen, die von der Schläfe zu den Zähnen des Unterkiefers oder dem Kinn ziehen und sich durch Wärme und Essen bessern, hilft das Mittel.

Spigelia Reißenden Zahnschmerz, der sich bei den Mahlzeiten und durch Kälte verschlechtert, heilen Sie mit Spigelia. Auch eine Trigeminusneuralgie, die Augen, Jochbögen, Wangen, Zähne und Schläfen mitbetrifft und sich beim Bücken, bei Berührung sowie von morgens bis Sonnenuntergang verschlechtert, heilen Sie so.

Zahnschmerzen in der Schwangerschaft sind ein Kapitel für sich. Lesen Sie hierzu auch die Informationen auf Seite 192.

Staphisagria Zahnschmerzen während der Periode, nach dem Zähneziehen und nach Ärger heilt Staphisagria zuverlässig. Sind die Milchzähne, vor allem im Oberkiefer, schwarz und zerkrümeln, dann hilft es auch.

Thuja Zahnschmerzen beim Naseschnäuzen, die sich beim Niesen verschlechtern, auch weiße, schmerzhafte Blasen am Zahnfleisch, nahe der Wurzel, heilt Thuja.

Zahnschmerzen nach dem Bohren

Endlich hat man den Mut gefasst und ist zum Zahnarzt gegangen, er ist fündig geworden und hat nach gründlichem Bohren eine neue Füllung gelegt. Doch jetzt erst beginnt das eigentliche Leiden. Der meist ziehende Schmerz nimmt in den folgenden Tagen immer mehr zu.

Der Zahnarzt ist ratlos, und falls die Schmerzen nicht von selbst abklingen, muss er unter Umständen sogar eine Wurzelbehandlung durchführen, den Nerv abtöten.

Hinzu kommt, dass sich solche »toten Zähne« oft als sehr problematisch erweisen. Sie können den Energiefluss im Körper stark beeinträchtigen und erstaunlich vielfältige Beschwerdebilder an Organen und Gelenken hervorrufen oder verstärken. Hier helfen homöopathische Arzneien.

Zähne können berührungsempfindlich sein, negativ auf Kälte reagieren, Schmerzen können beim Essen stärker werden. Achten Sie auf solche Veränderungen!

Einnahmeempfehlung

▶ 4 Tage lang 2-mal täglich 5 Globuli oder Tropfen des empfohlenen Mittels.

▶ Bei Zahnschmerzen, die sich erst nach dem Besuch beim Zahnarzt und dem Bohren einstellen, helfen vor allem: Arnica LM6, Nux vomica LM6, Mercurius jodatus flavus LM6, Mercurius solubilis LM6 und Sepia LM6.

Bei Zahnfleischverletzung Arnica Nach Verletzungen des Zahnfleischs beim Zähneziehen hilft Arnica. Die Mundschleimhaut ist trocken, der Patient durstig. Der Atem ist übel riechend, stinkend, und der Geschmack ist wie von faulen Eiern.

Der Kopf ist heiß bei kaltem Körper, und der Patient empfindet Körper und Glieder als zerschlagen. Er ist schlaflos und unruhig trotz Übermüdung und findet keine bequeme Schlafposition. Er empfindet eine starke Abneigung, den Arzt wieder aufzusuchen, und verhält sich entsprechend abweisend.

Bei Kälteempfindlichkeit Nux vomica Das Zahnfleisch ist weißlich geschwollen und blutet. Die Zähne schmerzen bei kalten Speisen und Getränken, beim Kauen, in kalter Luft oder wenn die Luft beim Atmen durch die Zähne streicht. Das Gehen in der frischen Luft bessert häufig die Schmerzen. Auch Aphthen mit blutigem Speichel können auftreten. Der Patient ist angespannt, beruflich und/oder privat. Er zeigt sich reizbar, ist sehr empfindlich gegenüber Geräuschen, Gerüchen, Licht usw. und fährt bei Lärm oder Zugluft leicht aus der Haut.

Bei belegter Zunge Mercurius jodatus flavus Die Zunge ist dick belegt mit gelber Zungenbasis. Der Patient neigt zu starken Anginen, meist ist die rechte Mandel geschwollen und entzündet. Es besteht das dauernde Bedürfnis zu schlucken.

Bei dicker Wange Mercurius solubilis Die Zahnschmerzen führen häufig zu einer geschwollenen Wange und verschlimmern sich durch kalte Luft, kalte wie warme Getränke, während und nach dem Essen, durch das Kauen, bei feuchtem Wetter, nach dem Waschen – besonders mit kaltem Wasser –, wenn die Luft durch die Zähne gleitet, in der Bettwärme, beim Einschlafen, nachts, durch Erkältungen, Zigarrettenrauch und in der Schwangerschaft. Eine Linderung kann durch Wärme erfolgen. Der Speichel ist stark vermehrt, trotz des feuchten Munds besteht starker Durst. Das Zahnfleisch ist schwam-

Zahnbohrer sind den meisten Menschen seit der Kindheit verhasst. Treten nach dem Bohren noch Schmerzen auf, wird der nächste Zahnarzttermin zu einer noch größeren Belastung.

mig, leicht blutend, und ein stinkender Mundgeruch fällt auf. Die Zunge ist oft gelblich belegt und zeigt an ihrem Rand die Eindrücke der Zähne.

Sepia gegen Schmerz bei Süßigkeiten Die Zahnschmerzen werden durch kalte Luft, in Kälte, bei Berührung und beim Zusammenbeißen der Zähne schlechter. Bevorzugt treten diese Art Zahnschmerzen bei Frauen in der Schwangerschaft oder während der Periode auf. Warme Getränke, heiße Speisen und besonders Süßigkeiten verschlechtern, kalte Getränke lindern oft die Beschwerden. Die Zunge ist öfter belegt, der Belag verschwindet während der Menstruation.

Zahnschmerzen in der Schwangerschaft

Zahnschmerz nach heißen Getränken

Chamomilla, die homöopathische Zahnweharznei, wirkt speziell bei Zahnschmerzen nach dem Genuss von warmen Getränken, besonders Kaffee, und wenn die Schmerzen einsetzen, nachdem Sie sich geärgert haben.

Nächtlicher Zahnschmerz

Zahnschmerzen, die nachts, bei Kälte und in der Ruhe schlimmer werden, heilen Sie während der Schwangerschaft am besten mit *Magnesium carbonicum*. Empfindlichkeit gegen die leiseste Unruhe, gegen Geräusche oder Berührung ist typisch. Ein Gefühl, als ob die Zähne zu lang seien, stellt sich ein.

Zahnschmerzen mit trockenem Mund

Ein trockener Mund, aber kein Verlangen nach Getränken, deutet auf *Nux moschata* als das geeignete Mittel bei Zahnbeschwerden in der Schwangerschaft.

Wenn das morgendliche und abendliche Zähneputzen immer zu leichten Blutungen führt, alles Kalte am Zahnfleisch und das Kauen unangenehm sind, hilft Nux vomica.

Hinweise zur homöopathischen Entgiftung

Von der pauschalen homöopathischen Anwendung von Silberamalgam oder Mercurius solubilis ist unbedingt abzuraten. Denn für die Beschwerden des Patienten können neben Quecksilber (Mercurius) genauso alle anderen Metalle wie Kupfer (Cuprum), Zink (Zincum), Zinn (Stannum) und Silber (Argentum) infrage kommen, die in den handelsüblichen Silberamalgamlegierungen enthalten sind.

Gold und Platin

Bei vorhandenen Goldkronen oder -brücken und silberamalgamhaltigen Füllungen müssen auch noch die Edelmetalle Gold (Aurum) und Platin (Platinum) berücksichtigt werden. Der Einsatz des jeweiligen Metalls in homöopathischer Zubereitung erfolgt nach den Regeln der klassischen Homöopathie nur dann, wenn die Beschwerden des Patienten dem Arzneimittelbild dieses Metalls ähnlich sind.

Gehen Sie zum Homöopathen

Die Mittel sollten aufgrund ihrer tief greifenden Wirkung nur auf Verordnung eines klassischen Homöopathen angewandt werden.

Entgiftung nach Amalgamentfernung

Die Entfernung von silberamalgamhaltigen Zahnfüllungen ist aus naturheilkundlicher Sicht empfehlenswert, insbesondere nach dem Kofferdamm-Verfahren, das Sie vor dem Einatmen der quecksilberhaltigen Bohrdämpfe weitgehend schützt. Dies gilt in erster Linie dann, wenn der Patient auch Kronen oder Brücken mit Edelmetall-

Die Entfernung von silberamalgamhaltigen Zahnfüllungen ist unbedingt empfehlenswert.

legierungen besitzt, weil aufgrund der elektrochemischen Spannungsreihe dann verstärkt hochgiftiges Quecksilber aus den Füllungen freigesetzt wird und in den Körper gelangt. Ferner fließt zwischen den unterschiedlichen Metallen im Mund Strom, der verschiedenste Beschwerdebilder und Erkrankungen – z. B. Verspannungen im Schulter-Nacken-Bereich, Schilddrüsenfehlfunktionen, Veränderungen des Herzschlagrhythmus, Allergien und Hautausschläge, Hormonstörungen – auslösen kann.

Maßnahmen zur Entgiftung

Während bzw. nach der Entfernung der schwarzgrauen Füllungen werden verschiedene Entgiftungsmaßnahmen empfohlen:

▶ Am besten bewährt hat sich die Entgiftung nach Dr. med. Dietrich Klinghardt mit Bärlauchkrauttinktur (2- bis 3-mal täglich 5 bis 20 Tropfen Chlorella, Afa oder Spirulina-Algen (2- bis 3-mal täglich 5 bis 20 Tabletten) sowie Koriandertinktur (1-mal täglich 1 bis 10 Tropfen). Unterstützt werden kann dies mit Goldrute, nieren- und leberstärkenden Mitteln sowie Schwarzkümmelölkapseln.

▶ Die chemische Substanz DMSO zieht Quecksilber und andere Schwermetalle aus den Körpergeweben heraus und scheidet sie über die Nieren aus.

▶ Die naturheilkundliche Entgiftung: ca. 1 Stunde vor dem Zahnarzttermin und möglichst bald nach der Behandlung trinken Sie je 1/4 Liter Vollmilch; die Milch nimmt den trotz des Absaugens in den Magen gelangten Silberamalgamstaub auf.

▶ Berberis D3, 20 Milliliter: 3-mal 10 Tropfen; beginnen Sie die Entgiftung am Tag vor dem Zahnarzttermin, und nehmen Sie das Mittel so lange, bis das Fläschchen aufgebraucht ist. Die Flüssigkeit behalten Sie 1 Minute im Mund, dann schlucken Sie sie hinunter.

▶ Zinktabletten: 1-mal 1 Tablette 4 bis 8 Wochen lang einnehmen.

Wollen Sie sich silberamalgamhaltige Zahnplomben entfernen lassen, um eine Schwermetallvergiftung Ihres Körpers auszuschließen, sollte anschließend eine Gewebeentgiftung erfolgen.

▶ Selenhaltige Arzneimittel: z. B. Cefasel Tropfen, 3-mal täglich 15 Tropfen vor den Mahlzeiten 14 Tage lang einnehmen.

▶ Vitamin C (Askorbinsäure): 2-mal täglich 1 Gramm; unbedingt zeitversetzt, also mindestens eine Stunde nach dem Selenpräparat einnehmen, weil sonst dessen Aufnahme gestört wird.

▶ Reichlich Flüssigkeit: 1,5 bis 2 Liter Mineralwasser oder Kräutertees sollten Sie während der Ausleitungskur täglich trinken.

▶ Homöopathische Entgiftung mit der Nosode Silberamalgam als KUF-Reihe oder mit Mercurius solubilis.

Mercurius solubilis Ein übel riechender Mundgeruch, metallischer, saurer Geschmack im Mund, schwammiges, geschwollenes, leicht blutendes Zahnfleisch und eine geschwollene Zunge mit Zahneindrücken verweisen auf Mercurius solubilis. Reichlicher Speichelfluss, zeitweise auch blutig, vor allem nachts, ist typisch. Die gesunden Zähne werden locker. Starker Durst besteht bei feuchtem Mund.

Weitere Merkmale: Schwellung und eitrige Entzündung der Mandeln, Schweißausbrüche, die keine Erleichterung bewirken, übler Körpergeruch, Hautjucken, schmerzhafter Harn- und Stuhldrang, Zittern, besonders der Hände, Gedächtnisschwäche und mangelnde Willenskraft, Angstzustände, Depressionen.

Argentum metallicum Große Schwäche der Brust, besonders linksseitig, eine heisere und leise Stimme und Husten beim Lachen deuten auf Argentum metallicum.

Weitere Merkmale: Schwindel, Zittern, Ohrensausen, anfallsartige Neuralgie der linken Kopfseite, die schleichend beginnt und plötzlich endet, Herzklopfen durch plötzliche körperliche Anstrengung, beim Liegen auf dem Rücken, während der Periode, während der Schwangerschaft, lästiges Herzklopfen oder Arrhythmien, die durch Seufzen gebessert werden, große Vergesslichkeit, Angstträume, Verlust des seelischen Gleichgewichts.

> Führen Sie eine Metallentgiftung niemals allein durch! Besprechen Sie sich mit einem erfahrenen Homöopathen!

Aurum metallicum Fauliger oder käsiger Mundgeruch, ein bitterer, fader oder fauliger Geschmack im Mund, ein Geschmack wie Milch oder wie verdorbenes Wild verweist Sie auf Aurum metallicum als gutes Mittel zur Entgiftung.

Weitere Merkmale: Geschmacksverlust, Zahnfleischfisteln, Lockerung der Zähne, ein Gefühl, als ob das Herz zwei oder drei Sekunden aufhöre zu schlagen, extreme Lichtempfindlichkeit, Halbsichtigkeit, die obere Hälfte von Gegenständen wird nicht gesehen oder erscheint verdunkelt; drückender, ringförmiger Kopfschmerz wie von einer Krone; Überempfindlichkeit gegenüber Geräuschen, tiefe Niedergeschlagenheit mit erhöhtem Blutdruck, Lebensüberdruss. Der Betroffene spricht von Selbstmord.

Cuprum metallicum Speichelfluss mit stark metallischem, schleimigem Geschmack, eine Zungenlähmung und Verkrampfung der Kiefer mit blauen Lippen und Schaum vor dem Mund deuten auf Cuprum metallicum.

Weitere Merkmale: spastische Bronchitis, Gefühl des Zusammengeschnürtseins in der Brust, Erstickungsanfälle, die sich durch kalte Getränke bessern; Magenschmerzen mit Krämpfen, Koliken und Erbrechen, das sich durch Trinken von kaltem Wasser bessert; Krämpfe in Waden und Fußsohlen; Zuckungen der Finger und Zehen bis zu Krämpfen; körperliche und geistige Erschöpfung. Der Patient gebraucht Wörter, die er gar nicht so meint.

Zincum metallicum Lockere Zähne, Zahnfleischbluten und Zähneknirschen sind Symptome, die an Zincum metallicum denken lassen.

Weitere Merkmale: Eierstockschmerzen und Menstruationsbeschwerden mit Ruhelosigkeit, Depressionen, Kältegefühl, Schmerzhaftigkeit der Wirbelsäule und ruhelosen Füßen; sehr große Erschöpfung, dennoch ein unaufhörliches, heftiges Unruhegefühl in den Füßen und Beinen; der Patient muss sie dauernd bewegen;

Immer mehr Menschen klagen über chronische Erkrankungen und allergische Reaktionen, die von Schwermetallen im Körper verursacht sein können.

allgemeines Zittern oder Zucken verschiedener Muskeln; lautes Schreien nachts im Schlaf, ohne es zu wissen.

Platinum metallicum Trigeminusneuralgie, Kälte, ein Krabbelgefühl und Taubheit in der gesamten rechten Gesichtshälfte verweisen auf Platinum zur Entgiftung.

Weitere Merkmale: Heißhungeranfälle, veränderte Wahrnehmung, d. h., Gegenstände erscheinen kleiner.

Stannum metallicum Neuralgische Kopfschmerzen, die bis zu einer bestimmten Intensität langsam zunehmen und dann allmählich wieder abnehmen, sind Symptome, die auf Stannum deuten.

Weitere Merkmale: Magen-, Nabel- und Unterleibskoliken, die erleichtert werden, wenn der starke Durst gelöscht wird; Erbrechen durch Küchengeruch; Husten mit Wundheits- und Schwächegefühl in der Brust, so dass der Patient vor Schwäche kaum sprechen kann; große Niedergeschlagenheit, der Betroffene ist entmutigt.

Auch hier gilt wieder: Maßgebend sind die Modalitäten, denn die homöopathischen Arzneien wirken von Mal zu Mal und von Person zu Person verschieden, weil sie das gestörte innere Gleichgewicht der jeweiligen Persönlichkeit neu einrichten.

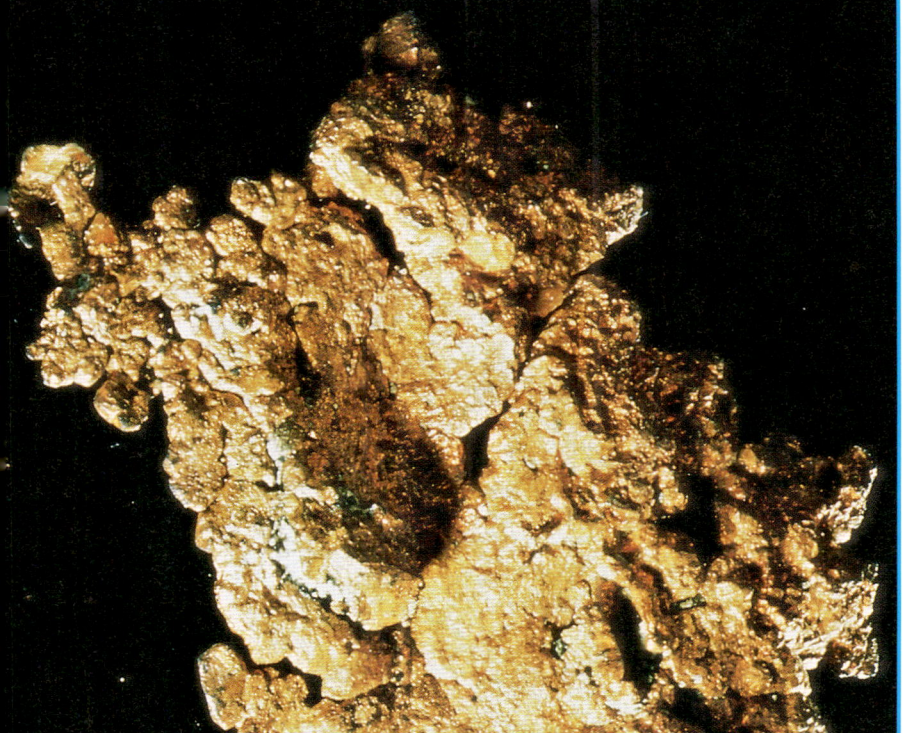

Zu Cuprum metallicum – Kupfer – sagte Hanemann: »Ein Stück reines Kupfer-Metall wird auf einem harten, feinen Abzieh-Steine unter destillirtem Wasser in einem porzelänenen Napfe gerieben und das feine zu Boden sinkende Pulver getrocknet.« (»Die chronischen Krankheiten«, Band III)

Hier erfahren Sie alles zu den einzelnen Heilmitteln der Homöopathie und natürlich zu ihrer korrekten Anwendung.

Homöopathische Mittel von A bis Z

Was hilft wem bei welchen Beschwerden?

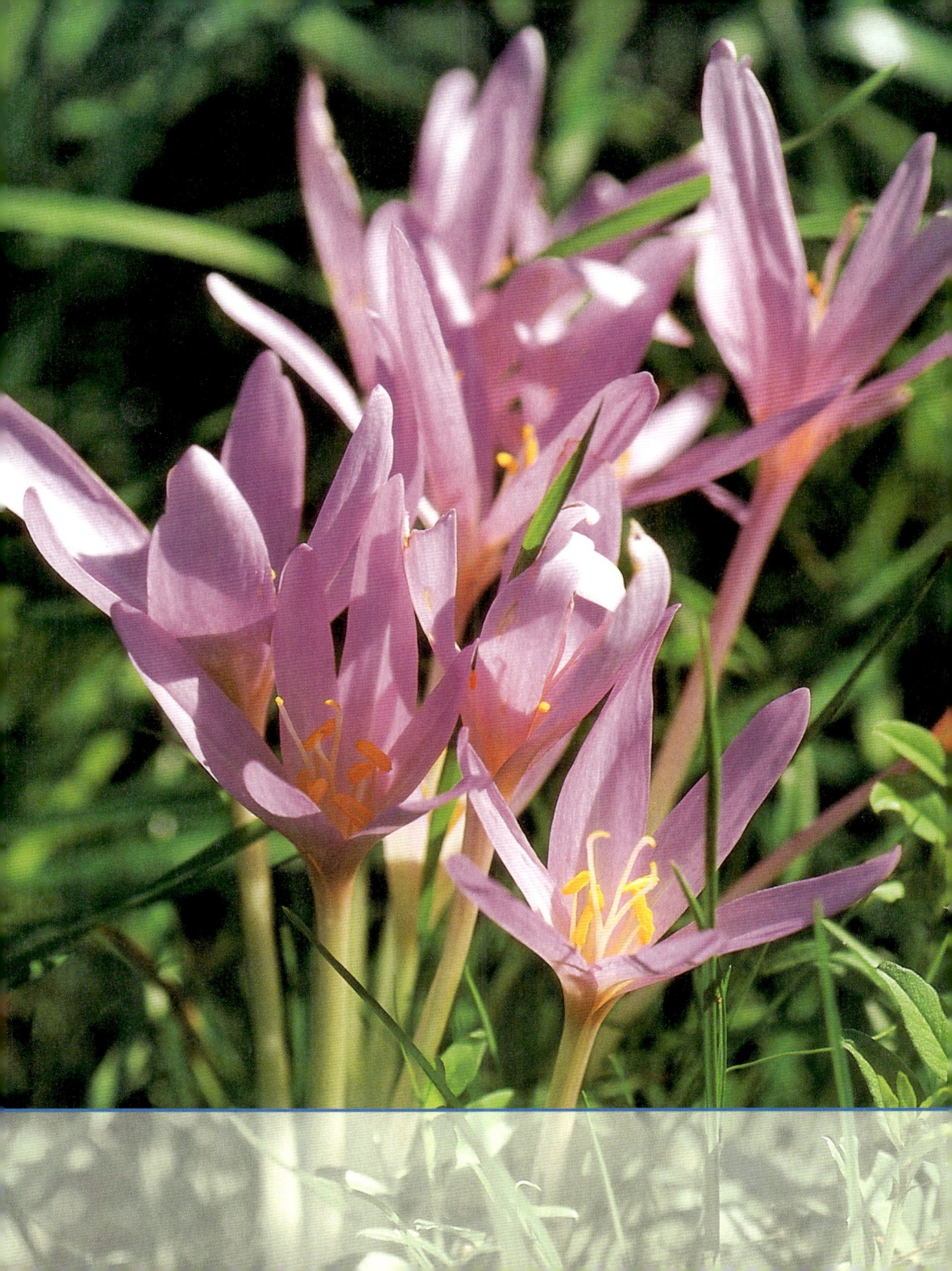

Wissen für den Heilerfolg

Lassen Sie sich in der Homöopathie nicht irritieren: Ein Mittel kann viele und oft ganz unterschiedliche Erkrankungen kurieren. Belladonna, ein Produkt aus der Tollkirsche, hilft beispielsweise gegen Fieber, Sonnenbrand, Hitzschlag – aber es wird auch bei Scharlach erfolgreich eingesetzt. Deshalb ist eine umfassende Information hier so wichtig!

Acidum nitricum/Salpetersäure

Bei rheumatischen Erkrankungen, Gicht und harnsauren Körperreaktionen hilft Ihnen Acidum benzoicum, die Benzoesäure.

Konstitutionsmittel für unzufriedene, reizbare, manchmal auch rachsüchtige Menschen. Für die Schleimhäute des gesamten Verdauungstrakts, für Schmerzen an Körperöffnungen, an den Haut-Schleimhaut-Grenzen. Die Schmerzen fühlen sich an wie von Splittern, sind stechend; auch bei entsprechenden Halsschmerzen; bei Hämorrhoiden mit Splitterschmerzen stundenlang nach dem Stuhlgang; bei Geschwüren und Aphthen der Mundhöhle mit scharfen oder splitterartigen Schmerzen; bei blutigem Speichel.
Der Betroffene hat ein Verlangen nach fetten und salzigen Speisen, aber auch nach unverdaulichen Dingen wie Kalk. Urin und Schweiß riechen sehr intensiv.

Modalitäten

Verschlechterung abends, nachts, bei Kälte, aber auch bei heißem Wetter. Besserung beim Fahren im Wagen – je stärker die Erschütterung, desto besser.

Acidum phosphoricum/Phosphorsäure

»Große Schwäche und Erschöpfung des Körpers und des Geistes« steht als Leit- und Erkennungssymptom über diesem Mittel; auch

Teilnahmslosigkeit und ein ständiger Zwang zu schlafen, allerdings nur am Tag; Erschöpfungszustände auch in der Rekonvaleszenz und nach großem Kummer; ein starkes, kräfteraubendes Schwitzen, dazu ein inneres Kältegefühl; Unfähigkeit zu geistiger Arbeit, Gedächtnisschwäche; Schwindel gegen Abend, beim Stehen oder Gehen sind sehr typisch.

Kopfschmerzen plagen, als ob die Augäpfel gewaltsam zusammengedrückt oder in den Kopf gepresst würden. Magenbeschwerden treten nach saurer Nahrung oder sauren Getränken auf; Durst besteht auf kalte Milch.

Modalitäten

Verschlechterung durch Kälte und Zugluft; durch grelles Licht, Lärm, Musik, nachts; durch Anstrengung oder Angesprochenwerden; nach Blutverlust. Besserung durch Wärme, Warmhalten.

Aconitum napellus/Blauer Eisenhut, Sturmhut

Urplötzlich setzen die Beschwerden ein, akut und heftig, zusammen mit (hohem) Fieber. Klassisches Fiebermittel zu Beginn der Erkrankung. Auslöser meist trockene, kalte Luft. Starker Kräfteverlust, dazu Spannung und Unruhe, große Angst; kein Schweiß.

Bei Fieber, Angst und Nervenschmerzen

▸ Kennzeichnend bei Fieber sind starkes Frösteln, Frost und Hitze mit Durst auf kaltes Wasser; Unruhe, Angst. Dazu kommen Herzklopfen und ein beschleunigter, kräftiger Puls.

▸ Aconit hilft auch bei Kollaps und Schock nach Unfällen, wenn scheinbar gar nichts passiert ist, die Betreffenden aber wie gelähmt reagieren, zitternd vor Angst; bei Flugangst.

▸ Vor Operationen, wenn der Betroffene vor Angst ganz sicher ist,

Die Kennzeichen sind negativ – Sie nicht! Beschreibungen von Konstitutionsmitteln und homöopathischen Arzneien bestehen aus einer ganzen Liste oft allzu negativer Eigenschaften. Selbstverständlich passen immer nur Teilbereiche auf den Einzelnen. Negativ sind die Kennzeichen, weil sie das Individuum in seinem momentanen akuten oder aber chronischen krankhaften Zustand beschreiben.

dass er die Operation nicht überlebt. Wehenmittel bei großer Angst, ob alles gut abläuft.

▶ Bei Nervenschmerzen, Trigeminusneuralgie, Ischias nach Kälte: Plötzliches Auftreten der ziehenden, schießenden Schmerzen, mit Taubheitsgefühl, Ameisenlaufen. Gefühl eisiger Kälte, aber auch großer Hitze.

▶ Bei Ohrenschmerzen, meist linksseitig, als Folge von kaltem Wind oder Frischluftdüsen in Auto, Flugzeug etc.

▶ Bei Sonnenstich, wenn Sie in der Sonne eingeschlafen sind, sich dumpf und benommen fühlen. Brennende Hitze und trockene Haut; großer Durst auf kaltes Wasser.

Modalitäten

Verschlechterung hauptsächlich nachts, aber auch abends, in warmen Räumen; durch Liegen auf der befallenen Seite und kalte, trockene Winde. Besserung im Freien, beim Schwitzen.

Modalitäten: Wann und wodurch werden die Symptome einer Krankheit besser oder schlechter? Wann treten sie auf? Wann ändern sie sich?

Aesculus hippocastanum/Rosskastanie

Gute Wirkung bei Krampfadern, Venenentzündungen, Hämorrhoidalproblemen. Die Hämorrhoiden zeigen den typischen Splitterschmerz – nicht verwechseln mit Acidum nitricum! –, aber sie bluten nicht. Brennen im Analbereich mit Frösteln im Rücken. Völlegefühl.

Halsschmerzen mit erweiterten Rachenvenen, Rückenschmerzen, die sich auf Kreuzbein und Hüften ausdehnen und sich beim Spazierengehen und Bücken verschlimmern, heilt Rosskastanie.

Modalitäten

Verschlechterung beim Aufstehen aus dem Sitzen, morgens beim Erwachen, beim Spazierengehen. Besserung im Freien, in kühler Luft.

Allium cepa/Küchenzwiebel

Allium cepa hilft bei ständiger Triefnase, scharfem Schnupfen, der alles um die Nase herum wund werden lässt, und sanftem Tränenfluss, der die Augen zum Brennen bringt. Wer als Begleiterscheinung häufig auf die Toilette muss und unter übel riechenden Blähungen leidet, dem hilft Allium cepa recht sicher.

Heuschnupfen, Erkältungen bei feuchtkaltem Wetter, Heiserkeit, trockenen Husten beim Einatmen kalter Luft durch Kitzelreiz im Kehlkopf, Atembeklemmung durch Druckgefühl in der Mitte der Brust heilt Allium cepa ebenfalls.

Hauptsächlich Schnupfen und Heuschnupfen heilen Sie mit Allium cepa.

Modalitäten

Verschlechterung in Wärme, in warmen Räumen, abends. Besserung im Freien, in der Kälte.

Alumen/Alaun/Kaliumaluminiumsulfat

Bei trockener Verstopfung, wenn man glaubt, der Darmausgang würde sich zusammenschnüren; Schmerzen bei und nach der Entleerung; der Stuhl ist groß und hart.

Aber auch bei chronischer Bronchitis, Stimmverlust. Charakteristisch ist der Husten sofort nach dem Aufstehen, weil es im Hals unerträglich kitzelt. Sehr lästig ist auch das Kratzen unter dem Brustbein, das ebenfalls zu ständigem Husten mit reichlichem Auswurf führt. Der Mund ist absolut trocken. Zudem ist den Patienten fast ständig übel, und die Stimmung ist nicht die allerbeste. Ängstlichkeit kommt dazu sowie Schwäche in Muskeln von Armen und Beinen.

Modalitäten

Verschlechterung bei Kälte – außer dem Kopfschmerz, der bei Kälte leichter wird – und am frühen Morgen.

Antimonium crudum/Schwarzer Spießglanz

Das Mittel für Haut- und Schleimhauterkrankungen, Beschwerden an Haut und Nägeln, Warzen. Durchfall nach zu viel Essen. Alkohol, selbst in ganz kleinen Mengen, wird schlecht vertragen, wenn Antimonium crudum das Mittel der Wahl ist. Kinder sind häufig abweisend und voller Widerspruch: Sie lassen sich weder berühren noch ansehen.

Apis mellifica/Honigbiene

▸ Bei Halsentzündungen, blasigen Schwellungen der Mandeln, des Zäpfchens, des ganzen Rachens

▸ Bei Mittelohrentzündungen

▸ Bei stechendem und brennendem Schmerz – auch an Augen, Ohren, Rippenfell

▸ Ebenso bei Eierstockentzündungen und Zysten, meist rechts

▸ Bei Hämorrhoiden mit stechendem Schmerz

▸ Bei Insektenstichen, besonders Bienenstichen

▸ Bei Fieber ohne Durst

Brennende, stechende Entzündungen und Insektenstiche heilen Sie mit Apis mellifica.

Modalitäten

Wärme, Druck und Berührung werden nicht ertragen. Geschlossene, überheizte Räume sind eine Qual. Verschlechterung durch Wärme und Berührung.
Besserung durch kühle Umschläge.

Argentum nitricum/Höllenstein/Silbernitrat

Argentum nitricum ist ein stark wirkendes Konstitutionsmittel, z. B. bei Entscheidungsschwäche, Angst vor Misserfolgen. Wer Argentum nitricum braucht, wirkt verhuscht und hastig; oft sieht er viel älter aus, als er ist.

Bei Aufregung, auch vor angenehmen Ereignissen, reagiert der Patient mit Durchfall. Deshalb ist es gut einsetzbar bei Prüfungsangst, Magenbeschwerden mit Blähungen und Durchfällen.

Modalitäten

Verschlechterung durch Wärme in jeder Form, Hitze, kaltes Essen, Süßigkeiten. Besserung durch Aufstoßen, frische Luft.

Arnica/Bergwohlverleih

Arnica montana hilft bei allen traumatischen Verletzungen, bei Prellungen, Zerrungen, Quetschungen; bei Muskelkater, Blutergüssen, Ischiasschmerzen; nach Stürzen, Hundebissen; vor der Geburt; vor Operationen, vor dem Zahnarztbesuch. Arnica ist ein gutes Mittel für alte Menschen. Bei Schwindel oder hohem Blutdruck, nach Herzinfarkt und sogar nach einem Gehirnschlag.

Kennzeichen für Arnica: Große Müdigkeit, man fühlt sich wie zerschlagen, ist aber schlaflos und unruhig trotz Übermüdung. Angst vor jeglicher Berührung, man will seine Ruhe haben, will den Behandler nicht sehen. Das Bett erscheint knochenhart. Der Kopf ist heiß, der übrige Körper kalt.

> Arnica ist die Arznei für jede Haus- und Reiseapotheke, sie heilt Verletzungen jeglicher Art und ist auch hilfreich bei Erschöpfung.

Modalitäten

Verschlechterung durch geringste Berührung, Druck; abends und nachts; Bewegung; Wein. Besserung durch Liegen, Tieflagern des Kopfes. Linderung durch heiße Wickel oder Kompressen.

Arsenicum album/Arsentrioxid

Charakteristische Arsenkennzeichen sind Ruhelosigkeit, brennender Durst auf kleine Schlucke, brennende Schmerzen; Angst, besonders nach Mitternacht; große Erschöpfung.

Arsen hilft bei starker Übelkeit mit Durchfall, die mit Schwäche, Fieber und Angst verbunden ist. Es wirkt bei Fleisch-, Wurst- und Fischvergiftungen; bei Übelkeit nach Speiseeis oder Milch – gerade in der Schwangerschaft.

Viele Hauterkrankungen bis hin zur Neurodermitis heilt es, mit dem paradoxen Symptom, dass warme und heiße Anwendungen den Juckreiz lindern.

Arsen ist rezept-
pflichtig bis ein-
schließlich D3 und
C1. Es hilft gegen
brennende Schmer-
zen, Unruhe und
Übelkeit mit Angst.

Modalitäten

Verschlechterung aller Beschwerden nach Mitternacht, bei Kälte, geringsten Anstrengungen; nach kaltem Essen und Trinken, bei Tieflage des Kopfes, schnellem Gehen; nach Milch, am Meer.

Besserung nach warmen und heißen Anwendungen – außer bei Kopfschmerzen –, beim Genuss heißer Getränke, Weinbrand oder Cognac; in frischer Luft, bei Bewegung.

Barium carbonicum/Bariumkarbonat

Konstitutionsmittel für Kinder und alte Menschen. Barium carbonicum hilft Kindern, die eine verzögerte Entwicklung haben, nicht unterrichtet werden können, die verwirrt, schüchtern und ängstlich reagieren. Erkennbar sind sie durch einen zu großen Kopf auf dem schwächlichen Körper und durch einen dicken Bauch. Wenn alte Menschen quasi wieder zu Kindern werden, hilft ebenfalls Barium carbonicum.

Modalitäten

Verschlechterung bei feuchtem Wetter, schon nach kürzester Kälteeinwirkung, beim Waschen der kranken Körperteile, beim Denken an die Leiden.

Besserung durch Wärme, durch Zudecken, beim Gehen.

Belladonna/Tollkirsche

Tollkirschvergiftungen erkennt man am hochroten Gesicht, an sichtbar klopfenden Hals- und Kopfarterien. Die Mundschleimhäute sind trocken, Schweiß, Schüttelfrost setzt ein.

▸ Belladonna ist deshalb das homöopathische Mittel für plötzlich auftretende, meist hoch fieberhafte Erkrankungen. Im Fieber besteht kein Durst, sonst aber haben die Patienten großen Durst auf kaltes Wasser, Verlangen nach Limonade.

▸ Belladonna ist das Hauptmittel für Scharlach, sehr wichtig und häufig eingesetzt in der Kinderheilkunde.

▸ Es wirkt bei Hitzschlag und Sonnenbrand, die ja die typischen Belladonna-Symptome zeigen.

▸ Auch als Wehenmittel und bei Ischiasschmerzen leitet es sehr gute Dienste.

▸ Die Patienten können aufsässig sein, wütend, ruhelos. Sie lachen plötzlich, benehmen sich merkwürdig, knirschen mit den Zähnen.

Modalitäten

Verschlechterung durch Berührung, starke Sommersonne, beim Entblößen des Kopfes; durch Geräusche, nach Mitternacht, während des Trinkens.
Besserung in der Ruhe, beim Stehen oder auch Aufrechtsitzen, im warmen Zimmer.

Bryonia alba/Weiße Zaunrübe

Alles ist trocken: Lippen, Schleimhäute, Darm. Ständiger Durst besteht. Bryonia wird deshalb bei allen Krankheiten eingesetzt, die mit trockenen Schleimhäuten zu tun haben: Bronchitis, Rippenfellentzündung, Verstopfung. Krankheitsursache sind oft Ärger, finanzielle Probleme, Zorn oder Kränkung.

> Belladonna ist das Mittel der Wahl für plötzlich auftretende, akute fieberhafte Erkrankungen.

Der Bryonia-Typ – häuslich und ruhig

▶ Der Bryonia-Typ ist in seinem Leben festgemauert. Er ist häuslich, hasst Beunruhigungen, möchte seine Ruhe haben.

▶ Drei Leitsymptome: stechende Schmerzen, Verschlimmerung der Beschwerden durch die kleinste Bewegung, Besserung durch Druck auf die schmerzende Stelle.

Bryonia alba ist ein Rheumamittel – bei den passenden Modalitäten. Daneben heilt es viele Beschwerden an den Schleimhäuten.

Modalitäten

Verschlechterung durch die kleinste Bewegung, Temperaturwechsel von kalt zu warm, Wärme. Besserung durch Liegen auf der schmerzhaften Seite ist sehr charakteristisch, Druck auf die schmerzhafte Stelle; durch feuchtes Wetter, in der Ruhe.

Calcium carbonicum/Kalk

Kalk ist ein sehr wichtiges Kindermittel und wirklich das Basismittel der Homöopathie. Calcium carbonicum Hahnemanni wird aus dem Kalk gewonnen, der sich zwischen den Wänden der Austernschale befindet.

Kalk für Kinder

Das Kind erkennt man äußerlich an seinem großen Kopf und den lange offenen Fontanellen. Die Zähne erscheinen meist spät, langsam und unter Mühen. Häufig wird das Kind dabei krank. Das Knochengerüst ist schwach, meist lernt das Kind erst spät laufen. Es läuft nicht gerne und lässt sich nicht nur aus Bequemlichkeit, sondern auch aus wirklicher Schwäche gerne tragen. Es ist oft nicht möglich, einen Berg hinaufzugehen, wohl aber hinunter. Das Heim zu verlassen, macht ihm Angst. Reisekrankheit ist häufig, aber nur bei Fahrten von zu Hause fort. Dauert der Aufenthalt am Reiseziel mehrere Wochen oder Monate, dann kommt es auf der Fahrt nach Hause ebenfalls zu Reiseübelkeit und Erbrechen. Es mag routinemäßige Arbeiten als einen gewissen Schutz.

Calcium fluoratum/Flussspat

Calcium-fluoratum-Kinder sind geprägt von unüberwindlichen Gegensätzen: dem auflösenden Aspekt des Fluors und der Beständigkeit des Kalziums. Sie sind wegen ihrer Gelenkigkeit die geborenen Balletttänzer, Eiskunstläufer oder Schlangenmenschen. Sie lieben oft Judo, Karate oder Yoga. Wer zu den Flussspat-Typen zählt, hat es mit Konzentrationsschwächen zu tun, die jedoch durch Essen besser werden. Sie zählen nicht zu den Mutigsten und Unternehmungslustigsten und haben verschiedenste Ängste.

Calcium fluoratum macht Weiches hart und Hartes weich. Es ist ein gutes Bindegewebemittel.

Modalitäten

Verschlechterung durch Kälte und feuchtes Wetter, generell bei Wetterwechsel, in der Ruhe, nach dem Mittagsschlaf. Besserung durch Essen und Wärme.

Calcium phosphoricum/Kalziumphosphat

Kalziumphosphat ist eine Verbindung aus dem beständigen Kalzium- und dem beweglichen Phosphor-Typ. Der Körperbau ist feingliedriger als bei Calcium carbonicum, das verspätete Zahnen ist auch hier typisch. Das Calcium-phosphoricum-Kind kann nicht lange bei einer Sache bleiben. Es ist künstlerisch begabt und kreativ. Ohne genügend Abwechslung wird es müde oder krank. Es geht ihm gut, sobald es sich bewegt.

Wer Calcium phosphoricum braucht, neigt zu Abmagerung und Erschöpfung, als Kind knabbert man gern an etwas herum. Man verträgt keine Milch, hat aber Appetit auf Geräuchertes, Speck oder fettes Fleisch. Für Kinder, die schlecht gedeihen, bei Konzentrationsschwäche, Kopfschmerzen in der Schule, bei längerer geistiger Anstrengung. Langsam wirkendes Mittel.

Modalitäten

Verschlechterung bei feuchtkaltem Wetter, Kälte, Nässe, Zugwind; bei körperlicher und geistiger Anstrengung. Besserung bei Wärme, beim Essen, am Meer.

Cantharis/Spanische Fliege

Charakteristisches Zeichen für Cantharis ist der unerträgliche dauernde Harndrang. Anzuwenden ist das Mittel bei Beschwerden in der Schwangerschaft, wenn durch die Vergrößerung der Gebärmutter der Druck auf die Blase immer stärker wird. Brennender, schneidender Schmerz in der Harnröhre ist möglich, doch es werden nur ein paar Tropfen ausgeschieden.

Cantharis ist auch einzusetzen bei Hautausschlägen mit Blasenbildung, bei allen Verbrennungen mit Blasen, speziell bei Sonnenbrand.

Modalitäten

Verschlechterung im Freien, durch Aufdecken, Zugluft. Besserung durch Essen, in der Hitze.

Carbo vegetabilis/Holzkohle

Carbo vegetabilis als Konstitutionsmittel dient Genussmenschen. Ein typischer Zustand ist aber auch: Neigung zu Ohnmachtsanfällen, ständige Erschöpfung, Drang nach frischer Luft.

▶ »Mittel vor dem Tod«: bei Kollaps, Schwäche, kaltem Schweiß und kalter, blauer Haut – besonders an den Beinen.

▸ Es ist einzusetzen bei Gastritis (Magenschleimhautentzündung), und es gehört neben Lycopodium und China zu den drei hauptsächlichen Mitteln gegen Blähungen, speziell im Oberbauch.

▸ Bei Roemheld-Syndrom: Die Blähungen drücken gegen das Zwerchfell, verursachen Herzbeschwerden.

Modalitäten

Verschlechterung abends, nachts und im Freien; bei Kälte. Die Betroffenen vertragen kein fettes Essen, keine Butter, Milch, keinen Kaffee. Besserung durch Aufstoßen, Luftzufächeln.

Causticum/Ätzstoff Hahnemann

Das Mittel für Ängstliche: Angst vor Hunden, Gespenstern, vor drohendem Unheil, vor Katastrophen. Kinder haben Angst, allein ins Bett zu gehen.

▸ Causticum zeigt seine Wirkung bei Reizhusten, der sich durch Trinken von kaltem Wasser bessert; Heiserkeit, die sich morgens verschlimmert; bei Stimmverlust. Ein allmähliches Fortschreiten der Beschwerden ist typisch.

▸ Sehr geeignet ist es bei unwillkürlichem und unbemerktem Urinabgang durch Husten, Lachen usw. In der Schwangerschaft, aber auch bei älteren Frauen mit Blasenschwäche.

▸ Wenn der Magen wie gelähmt reagiert, wenn Brot, Nudeln, Mehlspeisen wie Blei im Magen liegen, sollten Sie Causticum versuchen.

▸ Bei Trigeminusbeschwerden, bei denen die schmerzhafte Gesichtshälfte gelähmt ist oder sich anfühlt wie gelähmt.

▸ Bei Ischiasschmerzen und rheumatischen Beschwerden, wenn die Schmerzen ziehend und reißend sind und zusammen mit einem Gefühl von Taubheit an den betroffenen Stellen auftreten.

▸ Bei Verbrennungen zweiten und dritten Grades.

> Causticum ist eine gute Arznei gegen harte, gezackte Warzen, wenn sie schon lange lästig sind.

Modalitäten

Verschlechterung aller Beschwerden bei trockenem und kaltem Wind, Kaltwerden, beim Betreten eines warmen Raumes aus frischer Luft. Besserung bei Wärme, Bettwärme, bei feuchtem Wetter.

Chamomilla/Echte Kamille

Bevorzugtes Mittel bei Kinderkrankheiten mit schlechter Laune und Ruhelosigkeit. Für zahnende Säuglinge ist es gut geeignet. Chamomilla ist eine sehr wirksame Zahnschmerzarznei, wenn warme Getränke schaden oder wenn man Fieber und Schmerzen bekommt, nachdem man sich geärgert hat; auch nach Reizüberflutung. Bei Ohrenschmerzen macht Hitze den Kranken fast wahnsinnig.

Typisches Zeichen für Chamomilla: Die eine Wange ist rot, die andere blass. Ebenso charakteristisch bei Säuglingen und Kleinkindern ist die Besserung durch Tragen.

Modalitäten

Verschlechterung durch Hitze, Ärger, nachts, Wind, im Freien. Besserung durch Umhertragen, warmfeuchtes Wetter.

China/Chinarindenbaum

Für die Rekonvaleszenz ist China ein gutes Mittel. Es heilt auch Folgezustände von Malaria und hilft bei Blähungen.

▶ China wird bei Nachwirkungen der Malaria eingesetzt, bei vielen Fällen einer Rekonvaleszenz, um große Schwäche und Schläfrigkeit zu heilen.

▶ Bei allen Folgen von Säfteverlusten, z. B. bei inneren Blutungen, Eiterungen, Menses, Stillen, Diarrhö, starken Schweißverlusten im Klimakterium, hilft China. Der Kranke schwitzt bei kleinster Anstrengung, enormer Durst und Heißhunger sind weitere Kennzeichen.

▶ Gut zu gebrauchen ist die Chinarinde bei Kopf- und Trigeminusschmerzen, Schwindel; aber auch bei Durchfall, wenn er nach jedem

Essen auftritt, besonders nach Obst, vielleicht mit Blut vermischt ist.
▶ Als Blähungsmittel hilft es neben Carbo vegetabilis und Lycopodium, wenn die Blähungen den ganzen Bauch ausfüllen.

Modalitäten

Verschlechterung der Symptome bei leichtester Berührung, nach dem Essen. Besserung beim Sichkrümmen, im Freien, in der Wärme.

Cimicifuga/Wanzenkraut/Frauenwurz

Bei Periodenstörungen und nervösen Herzbeschwerden setzen Sie Cimicifuga ein; ebenso bei hormonell bedingter Migräne, bei Kopfschmerz mit dem Gefühl, als würde der Schädel zerspringen; Periodenstörungen mit Schmerzen, die quer durch das Becken von Hüfte zu Hüfte ziehen. Cimicifuga ist eine oft verwendete Arznei zur Erleichterung der Geburt: Die Betroffene neigt zur Hysterie, der Muttermund ist verkrampft, sie hat reißende Schmerzen.
Cimicifuga ist auch ein spezielles Rheumamittel für die kleinen Fingergelenke.

Modalitäten

Verschlechterung morgens, vor der Periode. Besserung durch Wärme und Essen.

Cocculus/Kockelskörner

Dieses Mittel sollte in keiner Reiseapotheke fehlen. Es ist das Hauptmittel gegen Schwindel und Übelkeit im Auto, auf dem Schiff und beim Fliegen. Kennzeichen, dass Kockelskörner gebraucht werden, sind große Traurigkeit, die Zeit vergeht zu rasch, die Glieder ziehen sich zusammen. Auch ein Leeregefühl in Kopf oder Magen besteht. Der Betroffene verträgt keinen Widerspruch.

Gut verwendbar ist Cocculus in der Schwangerschaft, wenn zu Übelkeit noch Rückenschmerzen hinzukommen.

Coffea/Kaffee

Hier zeigt sich besonders gut die segensreiche Wirkung der Homöopathie: In »allopathischer« Dosierung getrunken führt Kaffee zwar zu größerer Leistungsfähigkeit, aber auch zu einer Steigerung des Blutdrucks, zu Nervosität, Zittern, Schlaflosigkeit. In homöopathischer Potenzierung beseitigt Coffea Einschlafstörungen, Herzklopfen, Migräne, Kopfschmerzen.

Vorsicht: Kaffee ist das Gegenmittel für viele homöopathische Verordnungen. Wenn Sie also gerade homöopathische Mittel einnehmen, sollten Sie keinen Kaffee trinken, zumindest nicht in den ersten Tagen der Behandlung.

Colchicum/Herbstzeitlose

Hinweise auf Colchicum als Rheuma- und Gichtmittel sind steife und schmerzhafte Gelenke, die Berührung und Bewegung nicht ertragen können. Geschwollene Gelenke sind abwechselnd rot und blass.

▶ Eindeutiges Kennzeichen bei Magen- und Darmschwäche bzw. Durchfall: Der Geruch von Essen, speziell von Fisch oder Eiern, ruft großen Ekel hervor – bis hin zur Ohnmacht. Ein trockener Mund, große Schwäche, viel Durst, schleimig-blutige Durchfälle deuten auf dieses Mittel.

▶ Colchicum wird in der Schwangerschaft erfolgreich eingesetzt, wenn sich der werdenden Mutter schon beim Anblick von Speisen der Magen umdreht.

▶ Bei Reisekrankheiten sollte man an Colchicum denken, wenn die Benzindämpfe Beschwerden verursachen.

Modalitäten

Verschlimmerung – hauptsächlich der Durchfälle – während der ganzen Nacht, bei Geruch von Nahrungsmitteln, bei Bewegung.

Leiden Sie auf Reisen oder in der Schwangerschaft nicht unnötig an Magen- und Darmbeschwerden! Nehmen Sie Colchicum, die Herbstzeitlose.

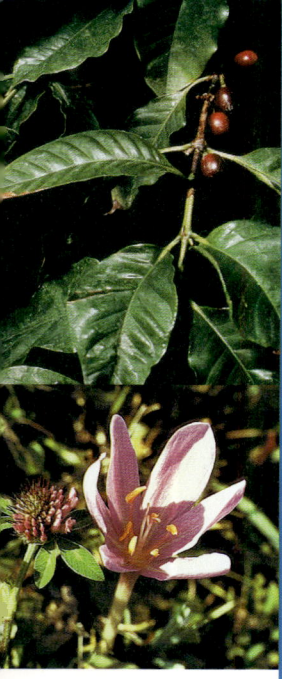

Im Bild oben Coffea – Kaffee –, unten Colchicum, die Herbstzeitlose.

Colocynthis/Koloquinte

Die Symptome zeigen sich im Bauch, im Kopf und in den Nerven um die meist rechte Hüfte. Oft sind die Schmerzen so quälend und schneidend, dass der Patient sich krümmt, was ihm Besserung bringt – das ist kennzeichnend für Colocynthis. Stuhlgang erfolgt nach der kleinsten Nahrungsaufnahme.

Die Beschwerden treten oft anfallsweise, kolikartig und sehr überraschend auf. Wer Colocynthis braucht, ist äußerst verdrießlich, mürrisch, ärgert sich über Kleinigkeiten, hat keine Lust, über seine Beschwerden zu sprechen, und reagiert mit Zorn.

Wenn Ischiasschmerzen krampfartig oft bis in die Füße ziehen oder mit Schraubstock- oder Zangengefühl in den Extremitäten spürbar sind, hilft ebenfalls Colocynthis.

Kopfschmerzen sind reißend und drückend, sie werden besser durch Binden und in der Ruhe. Brennender, wühlender Schmerz plagt im Gesichts- und Zahnbereich. Der Colocynthis-Schmerz verstärkt sich durch Berührung, wird aber geringer bei massivem Druck. Trigeminusschmerzen, die blitzschnell einschießen, verlangen ebenfalls nach Colocynthis.

> Colocynthis hilft bei Bauchkoliken, Neuralgien, Ischiasbeschwerden und Kopfschmerzen.

Modalitäten

Verschlechterung aller Beschwerden durch Kälte, kaltes Essen oder Trinken, nachts; durch Ärger. Besserung bei Ischiasschmerzen und Trigeminusneuralgien durch Wärme und festen Druck, Krümmen, Liegen auf der betroffenen Seite; bei Stuhlgang und Blähungen.

Conium/Gefleckter Schierling

Der Patient ist mürrisch und verdrießlich, »der eingebildete Kranke«.
▸ Bei verhärteten Drüsen, Prostatavergrößerungen und -wucherungen mit häufigem Harndrang hilft Conium.

▸ Es ist eine gute Arznei bei Drehschwindel, wenn man schwindlig wird durch das Aufsetzen im Bett. Auch wenn man wie seekrank reagiert beim Betrachten entfernter und naher Gegenstände. Die Betroffenen sind sehr nervös und zittrig; sie müssen sich hinlegen.

▸ Lähmungserscheinungen und Taubheitsgefühl erscheinen charakteristisch von unten nach oben. Motorische Übererregung geht meist voraus.

▸ Heiserkeit, trockener Reiz- und Krampfhusten, der sich beim Aufsetzen schnell bessert. Ursache: Kitzeln im Hals. Darunter leiden gerade ältere Menschen.

▸ Auch geeignet bei Sodbrennen und Magenschmerzen, die durch Essen besser werden.

Modalitäten

Verschlechterung nachts und nach dem Erwachen, durch Schlafen; geringe Mengen Alkohol; durch Geschlechtsverkehr. Besserung der Magenbeschwerden durch Essen.

Dulcamara/Bittersüß

Dulcamara ist eines der drei »Wettermittel«, zusammen mit Natrium sulfuricum und Rhododendron. Es wird angewendet bei allen Erkältungen nach Wetterwechsel.

Wer in feuchten Räumen arbeiten oder gar wohnen muss, braucht oft Dulcamara. Auch Muskel- und Gelenkrheumatismus, Rückenschmerzen, ein steifer Hals verlangen diese Arznei. Ebenfalls anzuwenden ist Dulcamara bei Blasenkatarrh und Lippenherpes, falls der Wetterwechsel Auslöser war.

Typisch für den Einsatz von Dulcamara: Die Augen sind stets in Mitleidenschaft gezogen (dicke gelbe Absonderungen).

Modalitäten

Verschlechterung nachts; durch Kälte, feuchtes, regnerisches Klima. Besserung durch Wärme, Bewegung.

Vorsicht bei Dulcamara!

Dulcamara ist eine tief greifende Arznei, nachweisbar durch die Begleiterscheinungen Kopfgrind, Milchschorf, Hautausschläge. Man leidet unter übel riechendem Schweiß, besonders nachts und morgens. Manchmal hat man sogar Schwierigkeiten beim Sprechen, die Zunge versagt den Dienst.

Ferrum phosphoricum/Eisenphosphat

Nehmen Sie Ferrum phosphoricum bei ersten Beschwerden im Bereich der Atemwege und bei Sonnenbrand. Bei Fieber, das aber nicht plötzlich, sondern ganz allmählich aufgetreten ist. Auch bei Fieber ohne Angst, der Patient fühlt sich überraschend wohl, obwohl er längst ins Bett müsste.

Gut geeignet ist es für nervöse, überempfindliche Menschen, die schnell erschöpft sind.

Modalitäten

Verschlechterung nachts, von vier bis sechs Uhr, bei Stoß, Berührung auf der rechten Seite. Besserung durch kalte Anwendungen, besonders bei Kopfweh.

Gelsemium/Wilder gelber Jasmin

Gelsemium wirkt gut bei langsam auftretender Grippe. Typisches Merkmal: Das Fieber steigt kaum über 38,5 °C. Rückenschmerzen, Kopfweh, das vom Nacken aufsteigt.

▶ Der Patient möchte festgehalten werden, weil er so zittert; er fühlt sich zerschlagen, zeigt raschen, aber schwachen Puls, leidet unter Frösteln, Müdigkeit, er muss sich anstrengen, dass die Augen nicht zufallen. Manchmal plagt ein Hinterkopfschmerz. Er gibt sich apa-

Wenn man zu unbesorgt auf einer feuchten Wiese saß oder zu lange den feuchten Badeanzug/die feuchte Badehose angelassen hat, hilft Dulcamara.

thisch, was die Krankheit betrifft. Er leidet unter Lähmungserscheinungen, fühlt sich schwach, Arme und Beine zittern.

▶ Auch Durchfall bei Aufregung, nach schlechten Nachrichten heilt Gelsemium. Gut einsetzbar ist es daher bei Prüfungen.

▶ Wer vor Operationen apathisch ist und depressiv, dem hilft Gelsemium ebenfalls.

Modalitäten

Schlechter bei feuchtem Wetter, Sonne, Nebel; bei Aufregung und schlechten Nachrichten. Besser, wenn man sich bückt, bei reichlichem Wasserlassen, in frischer Luft, bei länger andauernder Bewegung.

Glonoinum/Nitroglyzerin

Glonoinum wird eingesetzt beim Hochsteigen des Bluts in Kopf und Herz; einem Gefühl von Pulsieren im ganzen Körper, pulsierenden Schmerzen; stark pulsierendem, im Rhythmus des Herzschlags klopfendem Kopfschmerz, der vom Nacken aus hochsteigt. Ein enormes Vergrößerungsgefühl des Kopfes ist typisch.

Bei Kopfschmerzen durch Blutandrang, Hitzschlag und venösen Stauungen hilft Ihnen zuverlässig Glonoinum.

Modalitäten

Verschlechterung in der Sonne, in der Nähe von Feuer; bei Überhitzung, Erschütterung, durch Hutdruck, nach dem Haareschneiden; beim Zurückbiegen des Kopfes, beim Schütteln. Besserung durch kalte Umschläge, kalte Luft, auch durch Druck.

Graphites/Reißblei/Graphit

Ein wenig langsam, manchmal fröstelnd, auch ängstlich unentschlossen schleicht der Graphites-Typ umher. Musik bringt ihn zum Weinen. Wer ständig verstopft ist, dazu ein wenig bequem, wer gern gut isst, der sollte an dieses Mittel denken.

Graphites-Menschen leiden unter Ausschlägen, aus denen eine honigartige Flüssigkeit sickert, oft über den ganzen Körper verteilt. Auch Feuchtigkeit, Risse und Ausschlag hinter den Ohren kommen vor. Magenschmerz, der auf unangenehme Art und Weise einschnürend wirkt, ist typisch. Die Kleidung muss gelockert werden.

Modalitäten

Verschlechterung bei Wärme, nachts, bei und nach der Menstruation. Besserung in der Dunkelheit, beim Sicheinhüllen.

Hepar sulfuris calcareum/Kalkschwefelleber

Tiefe Risse an Händen und Füßen sind keine Seltenheit, auch Ausschläge in den Achselhöhlen. Die Betroffenen sind kälteempfindlich.

▶ Das Mittel hilft bei Abszessen: Die Entzündungen öffnen sich und heilen. Bei Abszessen an den Brustwarzen, verbunden mit allerhöchster Empfindlichkeit.

▶ Sehr gut einsetzbar ist es bei eitrigen Mittelohrentzündungen, Mandel-, Nebenhöhlen-, auch Augenentzündungen.

▶ Wenn trockener Husten durch Kälte oder Zugluft entstanden ist.

▶ Bei Pfeifferschem Drüsenfieber, wenn Wärme bessert; wenn Wärme verschlechtert: Phytolacca.

> Bei Angina pectoris nehmen Sie bei einem akuten Anfall Glonoinum C4, halbstündlich 3 Globuli.
> Bei Hitzschlag: Glonoinum C4 im stündlichen Wechsel mit Belladonna C4, je 3 Globuli.

Hepar-sulfuris-Typen – Lust auf Saures

▶ Wer dieses homöopathische Mittel braucht, stürzt sich gern auf besonders saure, pikant gewürzte Speisen. Probieren Sie es deshalb in der Schwangerschaft!

▶ Außerdem haben diese Menschen das Pech, dass nahezu alle Wunden und Verletzungen eitern. Dabei sind sie höchst berührungs- und schmerzempfindlich, lassen sich durch Kleinigkeiten aus der Fassung bringen.

Modalitäten

Verschlechterung durch trockene, kalte Winde, kalte Luft, geringsten Zug. Besserung bei feuchtem Wetter, durch Einhüllen des Kopfes, Wärme, nach dem Essen.

Setzen Sie Johanniskraut nach Arnica ein, wenn dies nicht hilft. Es gilt als »Arnica der Nerven« – ein Allheilmittel bei nervlichen und psychischen Problemen.

Hypericum perforatum/Johanniskraut

Besonders wirksam ist Johanniskraut in der Nähe der Tastsinne, also an Fingern, Nägeln, Handflächen, Fußsohlen; bei Kribbeln in Händen und Füßen. Nehmen Sie es bei sehr großen Schmerzen; es wirkt nicht, wenn der Schmerz fehlt. Hypericum ist bestens geeignet bei Zahnbehandlungen, auch zur Vorbeugung, um die Schmerzen zu lindern. Bei Verletzungen der Wirbelsäule, bei Querschnittslähmungen unmittelbar nach dem Unfall. Nach schmerzhaftem Sturz auf das Steißbein tut es gute Dienste – auch noch nach Jahren. Bei Schleudertrauma und Schock. Es ist gut bei Verletzungen durch Tierbisse.

Modalitäten

Verschlechterung bei Kälte, Feuchtigkeit, Nebel, Luftzug, bei Berührung. Besserung, wenn der Kopf nach hinten gebeugt wird.

Ignatia/Ignatiusbohne

Ignatia braucht, wer durch lang anhaltenden Kummer psychisch und physisch ausgelaugt ist. Wer schluchzt, seufzt, ächzt und stöhnt, aber doch den Kummer still leidend in sich hineinfrisst und nicht getröstet werden will.

Es ist ein Heimwehmittel und eine Arznei gegen Liebeskummer, wenn nach einer Trennung die betroffene Person seelisch und/oder körperlich aus dem Gleichgewicht geraten ist. Sie kann nicht mehr weinen. Körperlich leiden Ignatia-Patienten oft unter einem Kloßgefühl im Hals, das aber durch Schlucken verschwindet.

Ignatia – das Mittel der Widersprüche

▸ Ignatia stellt den großen Widerspruch dar, positive Reize wirken wie negative und umgekehrt: Kaffee wirkt als Schlafmittel, langweilige Fernsehfilme putschen auf. Die Symptome sind widersprüchlich, gute und schlechte Laune wechseln in Sekundenschnelle. Schlechte und traurige Nachrichten rufen Lachanfälle hervor. Heiterkeit schlägt blitzartig um in Traurigkeit. Kränkungen verursachen Krämpfe.

▸ Ignatia-Typen sind überaus wach, nervös, besorgt, verkrampft, aber oft mit ungewöhnlich schnellem Reaktionsvermögen ausgestattet.

Ohrgeräusche werden besser durch Musik, Übelkeit bessert sich durch Essen. Zahnschmerzen werden besser durch Kauen. Beim Einschlafen zucken einzelne Glieder oder der ganze Körper.

Ignatia, das Mittel gegen Kummer, wird oft als klassisches Frauenmittel bezeichnet. Es ist rezeptpflichtig bis einschließlich D3 und C1.

Modalitäten

Verschlechterung durch Tabak und verräucherte Luft, Kaffee, leichte Berührung, starke Gerüche, Kummer. Besserung durch Lagewechsel, festen Druck, Wärme. Kopfschmerz bessert sich durch starkes Wasserlassen.

Ipecacuanha/Brechwurz

Wenn dauernd Übelkeit plagt, wenn Erbrechen nichts hilft, dann ist es höchste Zeit für Brechwurz. Ein weiteres Zeichen für Ipecacuanha: Die Zunge bleibt rein, sie ist nicht belegt. Aber man produziert sehr viel Speichel. Ipecacuanha ist auch bei Erbrechen mit Durchfall anzuwenden und gut geeignet in der Schwangerschaft. Außerdem hilft es bei unaufhörlichem Husten mit Krämpfen und viel Schleim. Gebärmutterblutungen, hell und reichlich, Schmerzen vom Nabel zur

Gebärmutter behandeln Sie damit. Auch bei Nasenbluten ist das Mittel verwendbar, bei Blutungen aus Nase und Mund.

Modalitäten

Verschlechterung schon durch die geringste Bewegung, abends und nachts. Besserung in der frischen Luft.

Kalium bichromicum/Kaliumbichromat

Charakteristisches Leitsymptom für Kaliumbichromat ist der zähe, klebrige, gelbe bis gelbgrüne Schleim, der bei akuten oder chronischen Erkrankungen des Nasen- oder Rachenraums hervortritt. Sehr typisch sind auch die runden, punktförmigen Krusten in der Nase, die sich immer wieder aufs Neue bilden. Schnupfen mit Verstopfung und Geruchsverlust.

Wenn eng umgrenzte Schmerzen ganz plötzlich auftreten und ebenso plötzlich wieder verschwinden, an jeglicher Stelle des Körpers, am Kopf oder im Magen, auch bei Ischiasschmerzen, ist dieses Mittel angezeigt.

Es heilt auch runde, wie ausgestanzt wirkende Geschwüre im Magen und Zwölffingerdarm. Bei Harnweginfektionen mit dem Gefühl, als würde beim Wasserlassen ein Tropfen zurückbleiben, und dem charakteristischen fädigen Schleim im Urin hilft es ebenfalls.

> Kalium bichromicum hilft bei plötzlich auftretenden Schmerzen und bei Ischiasproblemen.

Modalitäten

Verschlechterung nach Biertrinken. Auch am Morgen und an feuchtwarmen Tagen nehmen die Beschwerden zu. Besser bei Hitze.

Kalium carbonicum/Kaliumkarbonat/Pottasche

▸ Kalium carbonicum ist ein gut wirkendes Mittel gegen stechende Schmerzen, besonders häufig in der unteren rechten Brust.

Der Kalium-carbonicum-Typ

▸ Wichtige Charakteristika: stechende Schmerzen im Rücken, verbunden mit Schwäche und Schmerzen am Herzen; man kann daher nicht auf der linken Seite liegen oder schlafen; starke Schweißabsonderung, während des Tages und in der Nacht.

▸ Kalium carbonicum (Pottasche) passt häufig zu Frauen, die gern im Hintergrund bleiben und alles behüten und bewahren wollen. Werden sie durch irgendetwas erschreckt, spüren sie das deutlich im Magen. Sie sind auch sehr berührungsempfindlich, brauchen Ruhe und Schutz.

▸ Wer Pottasche in homöopathischen Potenzen benötigt, mag kaltes Wetter und Zugluft nicht. Ein weiteres Charakteristikum: die sackartigen Schwellungen zwischen den Augenbrauen und den Oberlidern.

▸ Es hilft gegen trockenen Husten mit Würgen und Erbrechen.
▸ Einzusetzen ist es auch bei starken Blähungen, die schon nach wenig Essen plagen. Die Schmerzen strahlen zum Rücken aus. Angst und ein Gefühl, als sei der Magen voller Wasser.

Modalitäten

Verschlechterung in frischer Luft, zwischen zwei und fünf Uhr morgens; nach Anstrengungen, durch Liegen auf der linken oder der schmerzhaften Seite; vor und während der Regel. Besserung durch warmes Wetter, Aufstoßen, Vorbeugen beim Sitzen, in frischer Luft.

Lachesis/Buschmeisterschlange

Ausgesprochene Linksseitigkeit deutet auf Lachesis als geeignetes Mittel: Die Beschwerden beginnen links, um dann nach rechts überzugreifen, z. B. bei einer Halsentzündung.

Alle Kaliumsalze sind verbunden durch das Kennwort »Schwäche«. Sie heilen stechende Schmerzen und sind ein hervorragendes Wehenmittel.

Gute Hinweise auf Lachesis sind das Gefühl, einen Kloß im Hals zu haben, Leerschlucken verursacht Schmerzen; Brennen auf dem Scheitel und ein drückender, berstender Schmerz in den Schläfen.

▸ Lachesis ist ein viel verwendetes Mittel für die Wechseljahre der Frau. Es kann durchaus auch ein Männermittel sein; auf die Modalitäten kommt es an!

Lachesis gehört zu den rezeptpflichtigen Mitteln bis einschließlich D3 und C1.

Lachesis – ein Frauenmittel aus Schlangengift

▸ Aus dem Sekret der Giftdrüsen von Lachesis muta, einer in Mittel- und Südamerika vorkommenden Schlange, wird Lachesis für die Homöopathie gewonnen. Das Gift zersetzt das Blut, macht es flüssig, indem es die Gerinnungsfähigkeit herabsetzt: Es entstehen blaue Flecken am Ort des Bisses.

▸ Lachesis ist ein sehr bedeutsames Konstitutionsmittel, in seiner überwiegenden Verwendung ein Frauenmittel. Die Lachesis-Patientin leidet unter charakteristischer Überempfindlichkeit gegen Berührung, d. h., sie kann enge, einschnürende Kleidung an Hals und Bauch nicht ertragen. Schon kleine Wunden bluten ungewöhnlich stark und dunkel, entzündete Partien werden dunkel und blau.

▸ Wer Lachesis braucht, steht unter dem Zwang übermäßiger Gesprächigkeit und lässt häufig Satzenden weg. Die Reden gleichen oft Entladungen.

▸ Lachesis-Typen sind ausgesprochene Nachteulen, tagsüber sind sie meist zu müde, um zu arbeiten. Es kann auch vorkommen, dass sie glauben, unter dem Einfluss einer übermenschlichen Macht zu stehen. Zuweilen besitzen sie ein nahezu prophetisches Wahrnehmungsvermögen.

▸ Lachesis-Patienten sind argwöhnisch und eifersüchtig, auch traurig und depressiv. Sie sind von enormer geistiger Beweglichkeit und Intelligenz, haben eine lebhafte Phantasie. Sie kämpfen mit maßloser Eifersucht , auch wenn sie scheinbar keinerlei Grund dazu haben, und sind streitsüchtig.

▸ Es wird eingesetzt bei septischen Erkrankungen, bei Entzündungen wie Angina oder Entzündungen der Speicheldrüsen, wenn sie links beginnen und dann nach rechts übergreifen.

▸ Anzuwenden ist es auch bei rheumatischen Beschwerden, Herzentzündungen, Hodenentzündungen, Diphtherie und Scharlach, Hautkrankheiten, wenn die Leitsymptome passen.

Modalitäten

Verschlechterung der Symptome nach dem Schlaf, durch enge und drückende Bekleidung, feuchte Wärme. Besserung durch Abfließen der Absonderungen: Schnupfen, Schweiß, Menstruation.

Lycopodium/Bärlapp

▸ Wer Lycopodium braucht, leidet meist unter starken Blähungen im Unterbauch, verbunden mit Geräuschen und einem gewaltigen Druck nach unten.

▸ Dabei hat er ständigen Heißhunger, der aber nach wenigen Bissen verschwunden ist.

▸ Verlangen nach Süßigkeiten.

▸ Die Beschwerden beginnen meist rechts, wandern dann nach links, z. B. bei Angina.

▸ Lycopodium ist ein bedeutendes Lebermittel, mit allen Stoffwechselsymptomen, die sich davon ableiten können: Blähungen, Durchfall, aber auch Verstopfung, Gicht, rheumatischen Krankheiten, erhöhtem Cholesterin, venösen Stauungen, Krampfadern.

> Wer unter Stoffwechselstörungen leidet und mit einem Blick in den Spiegel erkennt, dass er älter aussieht, als er ist, sollte einmal Lycopodium versuchen.

Modalitäten

Eine Verschlechterung der Symptome zwischen 16 und 20 Uhr ist sehr bezeichnend. Ein Fuß oder eine Hand kann jeweils warm sein, der andere Fuß oder die andere Hand ist kalt.

Verschlimmerung
setzt bei Lycopo-
dium auch morgens
ein – Morgenmelan-
cholie ist typisch.
Besser werden die
Beschwerden im
Freien und durch
Bewegung.

Lycopodium – das Männermittel

▸ Als Konstitutionsmittel betrifft Lycopodium viele Männer. Drei typische äußerliche Erkennungsmerkmale: Oft sehen sie deutlich älter aus, als sie sind. Sie haben ausgeprägte Stirnfalten, und die Hüften sind mindestens eine Konfektionsgröße breiter als die Schultern.

▸ Der Lycopodium-Patient zieht von Arzt zu Arzt, wobei es ihm wichtig ist, von anerkannten Kapazitäten behandelt zu werden. Er weiß über seinen Fall bestens Bescheid. Trotzdem will er von dem, was in seinem Körper passiert, nicht allzu viel wahrhaben, er möchte sich mit seinen eigenen Schwächen nicht auseinander setzen. Er ist überaus skeptisch, will ganz genau erklärt haben, was er verordnet bekommt oder welche Untersuchungen durchgeführt werden.

▸ Er ist ein steter Bewahrer. Leider kann er sehr rechthaberisch sein. Gleichzeitig ist er scharfsinnig und verstandesbezogen, denn er will seine Gefühle kontrollieren. Er leidet oft unter Minderwertigkeitsgefühlen, die ihn dazu bringen, sich anzupassen. Zwar gibt er sich als Haustyrann, ist aber feige. Sein Perfektionismus treibt seltsame Blüten. Den Mangel an Gelassenheit überspielt er geschickt mit äußerlicher Lockerheit.

▸ Nicht selten ist er Legastheniker: Beim Schreiben lässt er Buchstaben aus, verwechselt sie, bringt Silben durcheinander, was zu seinem Perfektionismus nicht passt.

Magnesium carbonicum/Magnesiumkarbonat

▸ Für unruhige Kinder, Zappelphilippe, die schnell ermüden – geistig und körperlich.

▸ Im Alter gegen grauen Star, Prostatavergrößerung, Blasenkrampf. Magnesium-carbonicum-Typen erkälten sich leicht. Wenn sie Schmerzen haben, dann sind das zuckende Blitze, im Gesicht, in den Muskeln, in den Knochen. Das bringt sie zu der Überzeugung, unheilbar krank zu sein. Als Kind wollen sie nicht wachsen, sie jammern und weinen.

Magnesium carbonicum für saure Typen

Sie sind ständig gereizt, schnell beleidigt, machen sich Sorgen um sich und ihre Familie, fühlen sich müde. Sie schwitzen sauer, was ihnen Schwierigkeiten im Umgang mit anderen bereitet. Menschenansammlungen können sie nicht ertragen. Warme Speisen mögen sie nicht, kein Fleisch und keine Milch, sie bevorzugen saure Lebensmittel oder trockenes Brot. Sind sie einerseits ständig unterwegs, können sie andererseits auch still sein und wollen dann von niemandem gestört werden. Sie haben Angst, dass etwas Schreckliches passiert. Zuweilen können sie in die Zukunft schauen und außergewöhnliche Ereignisse vorhersagen. Wenn man sie ärgert, geht es ihnen noch schlechter.

> Magnesium-phosphoricum-Typen sind reizbar und sehr nervös, gleichzeitig extrem empfindlich gegen Kälte.

Modalitäten

Verschlechterung aller Symptome durch Kälte, kalten Luftzug, durch Aufdecken, Temperaturwechsel; nach dem Essen Verdauungsbeschwerden. Verschlimmerung des Allgemeinbefindens durch Wärme, bei Hautsymptomen durch Bettwärme, auch durch Aufregung, Ärger, Schreck (Geräusche); durch Fleischgenuss bei Hautkrankheiten, Milchtrinken; von drei bis fünf Uhr nachts, in der Früh.
Besserung an der frischen Luft und beim Umherwandern.

Magnesium phosphoricum/ Magnesiumphosphat

Magnesium phosphoricum hilft bei vielen krampfartigen, stechenden und schneidenden Schmerzen, die plötzlich vergehen und unver-

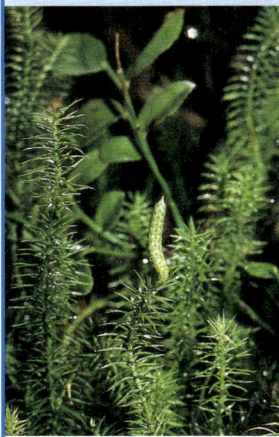

Für Lycopodium – Keulenbärlapp oder Schlangenmoos – verwendet man die getrockneten Sporen.

mittelt wiederkommen: Trigeminus- und Ischiasschmerzen, Migräne. Bei kolikartigen Anfällen in der Menstruation, bei Schreib- und Strickkrämpfen.

Modalitäten

Verschlimmerung der Beschwerden durch Kälte, Berührung und Bewegung. Besserung durch Wärme, bei Koliken durch Zusammenkrümmen, Druck – bei Leibschmerzen legt man sich auf den Bauch.

Mercurius solubilis Hahnemanni/Quecksilber

Die homöopathische Literatur schildert dieses Mittel als sehr stark wirksam. Quecksilber wird, außer als heilsames Konstitutionsmittel, bei den folgenden Erkrankungen eingesetzt:

Quecksilber in homöopathischer Aufbereitung hilft Magen und Darm sowie den Atemwegen und kann nach Belladonna erfolgreich bei Scharlach eingesetzt werden.

▸ **Darm** Segensreiche Arznei für die Schleimhäute des Verdauungstrakts. Wichtig bei starkem Durchfall, Ruhr und wenn das Drängen des Stuhls anschließend noch schlimmer ist.

▸ **Magen** Bei Sodbrennen, fauligem Aufstoßen, chronischer Magenverstimmung.

▸ **Atemwege** Sehr charakteristisch ist die Tatsache, dass diese Patienten nicht auf der rechten Seite liegen können, auch wenn gar keine Schmerzen spürbar sind. Der Husten ist rau und trocken, er erschöpft. Der Hustenreiz sitzt hinter dem Adamsapfel, meist folgen zwei schnelle Hustenstöße hintereinander. Rauchen und kalte Luft verschlechtern den Zustand.

▸ **Entzündungen der Mundschleimhäute** Kennzeichen ist eine erhöhte Speichelproduktion. Wirksam ist Quecksilber auch bei schwammigem, zurückweichendem Zahnfleisch, bei dickem, feuchtem Belag auf der Zunge, wenn sich eine Furche auf der oberen Zungenfläche in Längsrichtung bildet, bei unangenehmem Mundgeruch und starkem Durst bei feuchtem Mund.

▶ **Nasennebenhöhlen-, Augen- und Ohrenentzündungen** Die Nasen-
öffnungen sind wund, Quecksilbertypen niesen bei Sonnenschein.
Augenentzündungen werden rot, die Augen müssen vor Schmerzen
zusammengedrückt werden.

Auslöser der Entzündung ist oft strahlende Hitze: Sonne, Feuer. Der
Ohrenfluss ist grünlich, übel riechend. Gute Arznei bei Mittelohrentzündung.

▶ **Kopf** Bei Wetterabhängigkeit, einem Spannungsgefühl im Kopf,
als wäre man bandagiert. Das Liegen auf dem Rücken verursacht
Schwindelgefühl.

▶ **Scharlach** Quecksilber folgt bei Scharlach auf Belladonna. Die
Pupillen sind weit geöffnet, der Kopf rollt, es kommt zu schmerzhafter Gehirnreizung.

Quecksilber kommt infrage bei Infekten, die von einem ständigen Wechsel zwischen Frieren und Schwitzen begleitet werden.
Die Betroffenen füh-
len sich erschöpft und lustlos.

Quecksilber-Typen sind ruhelos

▶ Wesentliche Leitsymptome des Quecksilber-Typs: Zittern und Ruhelosigkeit. Trotz dieser Ruhelosigkeit macht er nur schwer etwas fertig. Er ist
instabil, d. h., er kann auf der einen Seite hochsensibel und leicht erregbar
sein, auf der anderen aber apathisch und geistig träge. Er braucht ungewöhnlich lange, um Fragen zu beantworten. Er fällt von Lachen in Weinen,
nie weiß man, was man von ihm zu erwarten hat.

▶ Er hat Gedächtnisschwierigkeiten und unnatürliche Angst vor möglichen Feinden. Er trägt sich mit Selbstmordgedanken, wenn er ganz tief in
den negativen Einflüssen seines Quecksilber-Charakters steckt.

▶ Wenn er schwitzt, werden seine Beschwerden schlimmer. Sein Schweiß
ist klebrig und färbt gelb. Die Haut ist fast immer feucht. Verlangen nach
Butter – mit Brot. Eine Abneigung gegen Bier, Fleisch, Weinbrand. Er verträgt nichts Süßes und keine Milch. Oft hat er Durst nach großen Mengen.

Modalitäten

Verschlimmerung aller genannten Symptome durch Schwitzen, vor allem während der Nacht, durch Bettwärme – vor allem bei Hautkrankheiten verstärkt sich das Brennen und Jucken –, durch nasskaltes Wetter.

Natrium muriaticum/Kochsalz/Natrium chloratum

Natrium muriaticum ist das Hauptmittel für alle Folgen stillen Kummers. Es ist ein gutes Mittel gegen chronische Traurigkeit und Enttäuschungen; häufig beginnen viele Krankheiten gerade in solch einem Seelenzustand.

Gegen Kopfschmerz, Migräne, Bronchitis, Schnupfen, Beschwerden der Verdauungsorgane (Mund, Magen, Darm), Hauterkrankungen, Herzbeschwerden und anderes wird Natrium muriaticum eingesetzt. Kochsalz hat so viele Kennzeichen und typische Symptome, dass man zu dem Schluss kommt, nahezu jeder Mensch sei ein Natrium-muriaticum-Typ oder habe zumindest einen nicht zu übersehenden Anteil davon in seinem Charakterbild. Was natürlich auch stimmt! Denn das Salz regiert unser Dasein und bestimmt insbesondere unseren Stoffwechsel.

> Natrium muriaticum ist selten ein Akutmittel. Es wirkt langsam und benötigt einen längeren Zeitraum der Therapie.

Modalitäten

Verschlechterung durch Trost, Ärger, Kummer, wenn die Betroffenen über sich selbst reden. Geringste geistige und körperliche Anstrengung zieht Erschöpfung nach sich. Ernste Musik, Geräusche, Lärm plagen; auch durch direkte Sonnenbestrahlung oder nach dem Geschlechtsverkehr wird der Zustand schlechter.

Besserung durch Hinlegen bzw. Hartliegen bei Rückenbeschwerden; nachmittags und abends, durch enge Kleidung und durch Fasten.

Der Natrium-muriaticum-Typ

▶ Sie magern oft ab, trotz Heißhunger und starkem Durst. Gierig stürzen sie sich auf salzige Brezeln, salziges Fleisch, scharf gewürzte Speisen. Brot verschmähen sie. Tagsüber sind sie schläfrig, besonders nach dem Essen. Morgens kommen sie nur sehr schwer aus dem Bett. Im Mund verspüren sie oft eine recht störende Trockenheit, verbunden mit großem Durst. Flaues Hungergefühl zwischen neun und elf Uhr ist charakteristisch.

▶ Die Lippen sind aufgesprungen, typisch ist die Zunge mit Einrissen und Belägen – oft haben sie auch das Gefühl eines Haars auf der Zunge. Früher Haarausfall oder fettiger Ausschlag an der Haargrenze, schuppige, trockene, aber auch fettige Haut passen ebenfalls zu Natrium muriaticum. Bei Verstopfung ist der Stuhl trocken. Haben sie Schnupfen, ist der Ausfluss glasig-hell und verursacht eine wunde Nase.

▶ Natrium-muriaticum-Typen möchten auf hartem Untergrund liegen oder sich gegen einen Schrank oder eine Mauer stützen, wenn sie unter Rückenschmerzen leiden. Sie frieren und frösteln leicht und viel, besonders bei nasskaltem Wetter.

▶ Sie sind es gewöhnt, alles von der schlechten Seite zu sehen. Sie quälen sich durch das Leben, leiden unter großer Zukunftsangst, sammeln negative Gedanken und versinken in Hoffnungslosigkeit. Meist sind sie bequem, haben keine Lust zu arbeiten. Stimmungswechsel sind bezeichnend.

▶ Natrium-muriaticum-Kinder haben oft Untergewicht. Sie wollen ihre Ruhe haben. Gönnt man sie ihnen nicht, fangen sie an, zornig zu schreien. Auch können sie Trost nicht vertragen: Dadurch geraten sie in Wut. Sie sprechen langsam, fangen oft spät damit an. Sie sind sehr selbstständig; die Eltern sind stolz auf ihr »erwachsenes« Kind, nehmen dessen Tugend aber als selbstverständlich. Sie naschen Salz wie ihre andere Zucker.

Kinder, die früh selbstständig sind, benötigen oft Natrium muriaticum für ihre Hautausschläge, Allergien, Heuschnupfen und Essstörungen.

Natrium sulfuricum/Natriumsulfat/Glaubersalz

Natrium sulfuricum kann als Wettermittel bezeichnet werden. Es hilft dem Verdauungssystem und bei Schwangerschaftserbrechen, Kopftraumen, Bartflechte und anderen Pilzerkrankungen sowie Ekzemen an den Händen von Bäckern. Es ist die Arznei für melancholische, schlecht gelaunte Menschen, die selbstmordgefährdet sind.

▶ Husten mit grünem, fadenziehendem Schleim. Grünliche Ausscheidungen sind ein Charakteristikum. Großes Frösteln und starke Empfindlichkeit gegen Kälte. Der Patient fühlt sich – von der Wirbelsäule aus – wie zerschlagen bei Feuchtigkeit und Wärme. Ein bitterer Geschmack ist im Mund. Die Schmerzen strahlen speziell durch die linke Brust.

▶ Bei Folgen von Kopfverletzungen, Gehirnerschütterung. Bei Kopftraumen aller Art, wenn anschließend Kopfschmerzen, Migräne, Depressionen auftreten. Für Wetterfühlige, die jede klimatische Veränderung schon vorher in ihrem Kopf spüren.

▶ Für Leber und Galle, den Verdauungstrakt, Magen- und Zwölffingerdarmentzündungen. Auch bei Gelbsucht und Durchfällen, die auf Erkrankungen der Leber zurückzuführen sind. Oft sehen Natriumsulfuricum-Patienten auffallend gelblich aus: ein Zeichen für Erkrankungen der Leber.

▶ Sie neigen zu Durchfall nach Anstrengungen, nach dem Frühstück. Solange sie im Bett liegen, ist alles gut, aber wenn sie aufgestanden sind, könnte jeder Schritt zu viel sein.

▶ Bei Schwangerschaftserbrechen und Sodbrennen in der Schwangerschaft.

Die Wettermittel

Mit Dulcamara und Rhododendron ist Natrium sulfuricum eines der drei Wettermittel der Homöopathie. Es hilft bei den Folgen eines

Glaubersalz ist ein bewährtes allopathisches Abführmittel. Wenden Sie es aber nur nach Befragung eines Spezialisten an!

Wechsels von trockener zu feuchter Witterung oder bei Beschwerden, die durch einen Aufenthalt in feuchten Räumen auftreten. Wenn sich Kurzatmigkeit, auch Asthma, bei feuchtem Wetter auffallend verschlechtern, kann dies ein Zeichen für eine Erfolg versprechende Behandlung mit Natrium sulfuricum sein. Auch Durchfälle verschlimmern sich. Es ist ein spezifisches und sehr bewährtes Mittel bei Asthma von Kindern.

Modalitäten

Verschlechterung durch Kälte und Feuchtigkeit; beim Musikhören, Liegen auf der linken Seite. Besserung durch trockene Hitze.

Nux moschata/Muskatnuss

Nux-moschata-Typen neigen zu rheumatischen Erkrankungen, wenn sie nasse Füße bekommen haben, auch bei Zugluft in erhitztem Zustand, bei nassem und kaltem Wetter. Die Körperteile, auf denen sie liegen, schmerzen sehr. Ihre Glieder sind wie taub.

▶ Ihr Hauptleiden ist der Blähbauch; alles, was sie essen, scheint sich in Gase zu verwandeln. Dadurch besteht ein unerträglicher Druck auf das Herz (Roemheld-Syndrom).

▶ Die nervliche Anspannung schlägt sich heftig auf den Magen Nux moschata heilt akute Magen- und Darmentzündungen. Sie haben häufig Verstopfung, auch weicher Stuhl lässt sich nur recht mühsam entleeren. Durchfall nach Milchgenuss.

Modalitäten

Verschlechterung durch Kälte, kaltes, nasses Wetter, Wind. Aber auch kalte Getränke, kalte Speisen, kaltes Waschen und Liegen auf der schmerzenden Seite. Besserung durch warmes, trockenes Wetter, im warmen Zimmer, durch Einhüllen.

Auch für Wetterfühligkeit hat Hahnemann Mittel gefunden: Dulcamara, Natrium sulfuricum und Rhododendron.

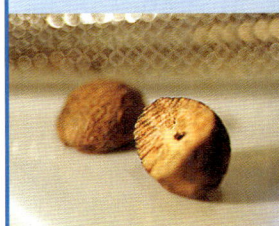

Homöopathisch wirksam sind Zubereitungen aus den getrockneten Samenkernen von Muskat, Nux moschata.

Nux-moschata-Typ – müde und nervös zugleich

▶ Der Nux-moschata-Patient ist müde, schlaftrunken, besonders nach dem Essen, oft unsagbar benommen, trotzdem sehr nervös. Gedächtnisverlust kommt vor, dazu die Neigung, bei nur geringen Schmerzen in Ohnmacht zu fallen. Auch reagiert er auf scheinbar harmlose Ereignisse mit Krämpfen und hysterischen Anfällen. Seine Stimmung wechselt sprunghaft zwischen Lachen und Weinen, Lebhaftigkeit und Ruhe. Oft fällt er unangenehm auf, weil ihm alles nur lächerlich erscheint. Sehr typisch ist der stets trockene Mund, wobei die Zunge am Gaumen kleben bleibt. Der Hals ist ebenfalls trocken, der Speichel fühlt sich an wie Watte.

▶ Bei Frauen charakteristisch: Mund, Zunge und Kehle werden bei jeder Monatsblutung unerträglich trocken.

Nux-moschata-Typen sind große Träumer und leiden unter »traumhafter Verwirrung der Gedanken«. Sie leben in einer Phantasiewelt und finden sich in der Realität kaum zurecht.

Nux vomica/Brechnuss

Nux vomica ist das krampflösende Mittel schlechthin. Es bessert Migräne, Magenentzündungen und Zwölffingerdarmgeschwüre, spastische Verstopfung. Bei Frauen hilft es auch bei Menstruationsbeschwerden. Rezeptpflichtig bis D3 und C1.

▶ Der Nux-vomica-Typ leidet unter Brechreiz und Erbrechen, einem bitteren, sauren Geschmack im Mund, der ihm besonders morgens zu schaffen macht. Nach dem Essen verspürt er ein überaus quälendes Völlegefühl im Bauch. Er will aufstoßen, aber es gelingt ihm nicht. Morgens und ein bis zwei Stunden nach dem Essen geht es ihm am schlechtesten. Nux vomica hilft auch gegen Sodbrennen.

▶ Der Stuhlgang ist ein ständiges Problem. Wenn der Betroffene nicht zur gewohnten Stunde und am gewohnten Ort Zeit dafür findet, ist der Tag verdorben.

▶ Plagen ihn nächtliche Kreuzschmerzen, muss er sich im Bett aufsetzen, um sich umdrehen zu können. Große Pein machen ihm Muskelkrämpfe, die ihn anfallsweise überraschen, merkwürdigerweise ausgelöst durch Berührung oder Geräusche.

▸ Ständige Gefahr besteht, sich zu erkälten, an Husten und Asthma zu erkranken. Er ist gegen Zugluft sehr empfindlich.

▸ Verschlimmerung durch Medikamentenmissbrauch allopathischer Produkte, zu viel Rauchen, Trinken, Essen.

Modalitäten

Verschlechterung aller Symptome morgens, durch geistige Überarbeitung, nach dem Essen, durch Medikamente und Stimulanzien. Besserung abends, in der Ruhe, nach kurzem Schlaf.

Der Nux-vomica-Typ fühlt sich ausgesprochen wohl vor dem Ausbruch einer Krankheit. Er nimmt seinen Körper bewusst nicht wahr und meint, für Krankheiten keine Zeit zu haben.

Nux vomica für ganze Kerle

▸ Nux vomica ist ein typisches Männermittel. Kaffee schlürfende, rauchende, vor Ehrgeiz platzende Tag- und Nachtarbeiter brauchen dieses Mittel. Ihr ausgeprägtes Pflichtgefühl bringt sie zum Erfolg. Aber auch Frauen, die Karriere machen, tun dies häufig in Begleitung von Nux-vomica-Kennzeichen. Sie reagieren nervös, gereizt und sind leicht beleidigt.

▸ Der Nux-vomica-Mann hat wilde Träume, seine erotischen Phantasien sind ausgeprägt. Oft ist er ein Künstlertyp, kreativ und begabt. Wenn er nur nicht pausenlos so viel essen würde! Denn was er in sich hineinschlingt, ist Gift für ihn.

▸ Sodbrennen und Magenkrämpfe sind seine Probleme, hinzu kommt tagelange Verstopfung. Denn das Essen war wieder einmal zu fett. Und statt Ruhe, Entspannung und gesündere Ernährung zu erwägen, greift er zum Kognak, der ihm auch nicht hilft. – Glücklicherweise gibt es diesen absoluten Prototypen eines Nux-vomica-Monarchen nur selten.

Petroleum/Steinöl

▸ Als Konstitutionsmittel wirkt das Petroleum oder Steinöl tief auf Geist und Psyche.

▸ Petroleum heilt Ausschläge, wenn die Haut trocken und schwielig ist, rissig und trocken, zu blutigen Schrunden neigt: hinter den Ohren, am ganzen Kopf, in den Mundwinkeln, an der Nase, den Augen – auch Augenentzündungen sind möglich –, am After, Hodensack. Und selbst die kleinste Wunde eitert. Gut wirksam gegen Frostbeulen.

▸ Magen- und Darmbeschwerden werden durch Petroleum gelindert und geheilt, ebenso wie Kopfbeschwerden und Schwindel. Petroleum ist deshalb eine hervorragende Arznei gegen Reisekrankheiten. Spezielles Kennzeichen: Appetit trotz Übelkeit.

Modalitäten

Verschlimmerung der Übelkeit durch Bewegung, im Auto, auf einem Schiff, im Flugzeug. Ausschläge werden schlimmer im Winter. Schlechter wird der Zustand auch durch Ärger und Schock, morgens und tagsüber, während der Menstruation. Besserung der Übelkeit durch Essen. Die Ausschläge bessern sich im Sommer.

Eine völlig andere Variation des Petroleum-Typen ist die Konstitution »James Bond«. Er geht seinen Weg zum Ziel, indem er alles zur Seite räumt, was sich ihm in den Weg stellt. Motto: Das Gute muss siegen, die Opfer haben Pech.

Der Petroleum-Typ zeigt sich unterschiedlich

▸ Dieser Typ ist durch Schreck und Ärger leicht zu irritieren, oft reichen schon Kleinigkeiten. Schon der kleinste Scherz wird als Beleidigung registriert. Der Petroleum-Typ kann aber auch gefühlsmäßig erstarrt sein: Er lebt nur in seiner Welt, und was daneben stattfindet – z. B. ein Unfall auf der anderen Straßenseite – kümmert ihn nicht.

▸ Steht man unter Anspannung oder hat Sorgen, dann reagiert das Gedächtnis falsch. Man verirrt sich sogar in Gegenden, in denen man sich zu Hause fühlt. Oder man bildet sich ein, doppelt zu existieren.

Phosphorus/Gelber Phosphor

▸ Brennen ist das Hauptproblem. Die Hände und Füße können brennen, der Rücken von unten nach oben, zwischen den Schulterblättern. Dieser Typ ist übrigens sehr kitzlig.

▸ Bei Herz- und Kreislaufbeschwerden hat er Herzklopfen, wenn er sich bewegt. Er kann nicht auf der linken Seite liegen, das Herzklopfen, ebenso Husten, wird dabei schlimmer.

▸ Auch Atemnot und Atembeklemmung verursachen ihm häufig beängstigende Pein.

▸ Blutungen sind aus allen Organen möglich, schon kleine Wunden bluten stark.

▸ Nach Nervenverletzungen hilft Phosphor, da es die Nerven wirksam stärkt.

Magen und Darm

Kennzeichnend für den Phosphor-Patienten sind die so genannten Bleistiftstühle, das Brennen im Magen, der Drang nach kalten Getränken, die oft wieder erbrochen werden, wenn sie im Magen warm geworden sind. Der Durst ist sehr groß. Nachts steht er oft auf und isst. Erst wenn er richtig satt ist, kann er wieder gut einschlafen. Während des Schlafs, besonders zu Beginn, muss er sehr viel schwitzen.

Modalitäten

Verschlechterung abends und nachts; durch Aufregungen, auch durch körperliche und geistige Anstrengung. Besserung durch Ruhe und Schlaf, auch Kurzschlaf, durch Wärme und Dunkelheit.
Phosphor-Menschen sind sehr häufig Sonnenanbeter, es kann aber auch vorkommen, dass sie sich in kaltem Wasser ganz besonders wohl fühlen.

Gelber Phosphor, homöopathisch verwendet, hilft bei Erkrankungen der Atmungsorgane, der Nerven, des Magen-Darm-Bereichs, des Herzens, der Nieren, heilt Lungenentzündung, Bronchitis, Knochenkrankheiten und brennende Schmerzen.

Der Phosphor-Typ – schnell erschöpft

▸ Viel zu schnell gewachsen, mager und dünn sieht der Phosphor-Typ oft aus. Er klappt zusammen, wenn er erschöpft ist – das ist er schnell. Da ständig sein Temperament mit ihm durchgeht, überfordert er sich permanent. Er ist schnell aufgebracht, alles regt ihn auf und macht ihn nervös. Erschöpft zittert er dann vor Angst, die er oft hat: vor Gewittern, bösen Vorahnungen, dem Alleinsein. Auch ist er empfindlich: auf Geräusche, Licht, Gerüche. Wenn er besonders schlecht gelaunt ist, kann er vom Duft eines Blumenstraußes ohnmächtig werden.

▸ Andererseits ist er ein fröhlicher Mensch, kontaktfreudig, er scheint nicht müde zu werden. Wenn er aber im Bett liegt, schläft er tief und und fest. Und erstaunlich schnell wacht er wieder auf: Phosphor-Typen erholen sich rasch. Es kann aber auch sein, dass er lange schlafen muss, bei Überforderung schnell erschöpft ist und recht gleichgültig auf seine Umgebung reagiert. Oft hat er dann starke Schmerzen in der Wirbelsäule.

▸ Der Phosphor-Typ zeigt einen starken Willen. Und er liebt erlesene Mahlzeiten. Dabei isst er schnell, damit die Speisen nicht kalt werden. Gern trinkt er Cola, eiskalt, niemals lauwarm, er mag Fisch und Salziges genauso wie Süßes. Pilze verschmäht er. Abgekochte Milch ist eine Strafe für ihn.

Phytolacca/Kermesbeere

Halsschmerzen, Seitenstrangangina, Ischiasschmerzen? Immer wieder Beschwerden bei feuchtkalter Witterung? Hier hilft Phytolacca.

▸ Gute Heilwirkung bei Halsschmerzen, wenn man sich sehr zerschlagen fühlt. Müdigkeit bis zur Apathie gehört dazu. Der ganze Hals ist dunkelrot, dazu kommen stechende Schmerzen, die zum Ohr ausstrahlen, und ein heißer Kopf. Gefühl, eine glühende Kugel im Hals zu haben. Ständiger Reiz, sich zu räuspern, ohne dass dies erleichtert. Weiße Pünktchen sind auf dem Zäpfchen sichtbar, übler Mundgeruch plagt. Die Schmerzen verschlimmern sich durch warme Getränke. Phytolacca ist sehr gut einzusetzen bei Seitenstrangangina, auch bei Pfeifferschem Drüsenfieber, wenn Wärme verschlechtert. Wenn Wärme bessert, hilft Hepar sulfuris.

▸ Bei Ischiasschmerzen, wenn sie stechend, reißend, insbesondere einschießend sind. Auch hier besteht ein starkes Zerschlagenheitsgefühl. Oft wandert der Schmerz von der Hüfte aus über die Außenseite des Ober- und Unterschenkels. Der Patient ist unruhig, möchte sich ständig bewegen. Die Schmerzen werden schlimmer bei feuchtkaltem Wetter, ebenso durch Abkühlung und bei Bewegung. Besser wird es durch Wärme, in der Ruhe, bei trockenem Wetter.

> Phytolacca hilft auch der stillenden Mutter, wenn die Milch reichlich fließt, die Brüste rot, heiß und sind harts geschwollen, wenn die Schmerzen über den ganzen Körper hin ausstrahlen.

Modalitäten

Verschlechterung durch feuchtes und kaltes Wetter, durch Bewegung, beim Aufstehen aus dem Bett, beim Schlucken, durch heißes Essen und Trinken, in der Nacht. Besserung durch kalte Getränke. Durch Ruhe, Liegen auf dem Bauch. Bei trockenem Wetter.

Platinum/Platin

Platin wird, obwohl es häufig bei Männern vorkommt, als Frauenmittel bezeichnet. Es wird erfolgreich eingesetzt bei Myomblutungen, Menstruationsbeschwerden, wenn die Regel zu früh eintritt, zu stark ist und zu lang, bei Jucken an den Geschlechtsteilen, bei Nervenschmerzen. Die hohe Empfindlichkeit der Nerven zeigt sich auch in dem Problem, in ungewohnter Umgebung nicht auf die Toilette gehen zu können. Deshalb ist es ein wichtiges Mittel auf Reisen.

Modalitäten

Verschlechterung abends. Besserung der Gemütssymptome und der Kopfschmerzen im Freien.

Der Konstitutions-
typ Platin hat es
schwer: Er zweifelt
bei jeder Kritik an
sich selbst. Als Folge
macht er andere
schlecht.

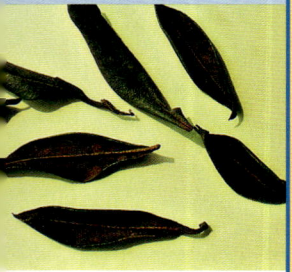

*Vom Rhododendron
(Alpenrose) verwen-
det man die getrock-
neten, beblätterten
Zweige.*

Der Platin-Typ fühlt sich erhaben

▶ Platin, das edle und teure Metall, bestimmt das Denken dieser Menschen. Sie fühlen sich allen anderen gegenüber erhaben, geistig und körperlich überlegen. Sind sie tief in ihrem Platinstadium verwurzelt, sehen
sie die anderen tatsächlich kleiner, auch Gegenstände scheinen für sie
zusammenzuschrumpfen. Sie können stolz und hochmütig sein. Dabei ist
es um ihre wahre Konstitution gar nicht so blendend bestellt. Kommt
jemand und zweifelt an ihrem Können, reagieren sie wie gelähmt. Deshalb
müssen sie andere klein machen, sonst können sie nicht überleben.

▶ Wenn die Modalitäten stimmen, finden wir auch eine andere Variation
des Platin-Typs: Er hat eine Neigung zu großer Traurigkeit, er lebt in sich
gekehrt in einer stillen, zurückgezogenen Bedrücktheit.

▶ Platin-Typen werden von einem ungewöhnlich raschen Umschlag der
Gefühle beherrscht. Körperliche Schmerzen wechseln sich mit seelischen
Störungen ab. Gefühl von Kribbeln, Taubheit, Kälte am ganzen Körper.
Große Übererregbarkeit des Nervensystems.

Pulsatilla/Küchenschelle

Rezeptpflichtig bis einschließlich D3 und C1 ist Pulsatilla. Wegen der
zahlreichen Symptome ist es bei Pulsatilla-Typen oft schwierig, das
richtige Mittel zu finden. Die Modalitäten weisen aber den Weg.

▶ Sie leiden unter vielen Augen- und Ohrenkrankheiten. Die
Absonderungen der Schleimhäute sind meist dicklich.

▶ Es besteht eine Neigung zu Krampfadern.

▶ Vor und während der unregelmäßigen Monatsblutung starkes
Frösteln und kalte Füße, Hitzewallungen, Stimmungswechsel.

▶ Pulsatilla ist ein hervorragendes Wehenmittel.

Modalitäten

Verschlechterung durch Wärme, warme Luft, beheizte Räume, Fett und schweres, zu reichliches Essen. Schlechter auch abends und in Ruhe, vor bzw. während der Menstruation. Besserung in kühler, frischer Luft, durch kalte Umschläge. Deutlich besser durch Zuwendung und Trost; durch leichte Bewegung, z. B. langsames Gehen.

Die Pulsatilla-Frau

▶ Als umfassendes Konstitutionsmittel zeigt sich Pulsatilla in seiner Reinform in der häufig weinenden, rötlich-blonden, mädchenhaften Frau, die in gesunden Tagen mild und gutmütig, aber auch leichtsinnig und schalkhaft sein kann. Ein sicheres Zeichen sind die langsamen Bewegungen, das phlegmatische Temperament, das die Pulsatilla-Frau aber keineswegs daran hindert, penetrant und hartnäckig durchzusetzen, was ihr wichtig erscheint. Ihre Menstruation setzt oft zu spät ein – wie sie überhaupt gern zu allem zu spät kommt.

▶ Die Pulsatilla-Frau ist mütterlich, als Kind spielt sie mit Hingabe Krankenschwester, sie lacht gern und weint sehr leicht: aus Glück, vor Kummer, wenn man ihr widerspricht oder »nur so«. Charakteristisch: Mal geht es ihr gut, mal geht es ihr schlecht. Jeder Schmerz, jedes Leiden hat heute einen anderen Charakter als morgen. Die Schmerzen wandern, vom Kopf zur Ferse, nichts ist sich gleich, sogar der Stuhlgang ändert sich ständig.

Rhododendron/Goldgelbe Alpenrose

Das ist ein gutes Mittel bei ziehenden Gicht- und Rheumaschmerzen, bevorzugt in den Unterarmen bis zu den Fingern, in den Beinen bis hinunter zu den Zehen. Kennzeichnend ist die Verschlimmerung der Schmerzen bei Wetterumschwung zu nassem, stürmischem Wetter. Auch einsetzbar bei Entzündungen der Hoden oder Nebenhoden.

Pulsatilla-Männer haben auch bei Hitze nur wenig Durst. Ständig brauchen sie frische Luft, obwohl sie zum Frösteln neigen.

Modalitäten

Verschlechterung beim Übergang zu nassem, stürmischem Wetter, vor Sturm oder Gewitter, in der Ruhe. Besserung bei Bewegung.

Rhus toxicodendron/Giftsumach

▸ Rhus toxicodendron wirkt gut bei allen Folgen von Nässe und Kälte, Zerrungen und Verrenkungen, bei Verheben und nach Überanstrengung. Es ist das Mittel beim Schulter-Arm-Syndrom, bei rheumatischen Schmerzen durch kaltes und feuchtes Wetter. Wer in feuchten Wohnungen leben muss, findet ebenfalls Erleichterung. Es ist ein Mittel in allen akuten Fällen, bei chronischen rheumatischen Problemen versagt es seinen Dienst.

▸ Es hilft auch bei Folgen von unterdrücktem Schweiß, wenn man von der Hitze in einen vollklimatisierten Raum geht. Und es ist ein gutes Mittel bei Empfindlichkeit auf Luftzug – nicht bei Wind.

▸ Bei Neuralgien, Ischias- und Trigeminusschmerzen, bei brennenden, juckenden, bläschenbildenden Hautausschlägen hilft es; auch bei Gürtelrose – je früher hier ein Einsatz möglich ist, desto besser wird die Wirkung sein.

▸ Auch bei Grippe mit Gliederschmerzen, bei Reizhusten.

Die »Möbelpackerarznei« Rhus toxicodendron kommt als reines Konstitutionsmittel relativ selten vor. Wenn, dann umfasst es den Typ des nervösen, sportlichen Mannes, der sich ständig bewegen muss, auch nachts.

Rhus-toxicodendron-Typen – müde, nicht ruhig

▸ Diese Typen fühlen sich sehr abgespannt, die Glieder erscheinen ihnen wie gelähmt. Trotzdem müssen sie sich dauernd bewegen, finden in keiner Lage Ruhe; schlimmer wird es nach Mitternacht. Oft erscheinen die Zähne zu lang, man hat ein wundes Gefühl auf der Zunge, sie hat einen braunen Belag oder eine dreieckige rote Stelle an der Spitze.

▸ Typisches Kennzeichen für Rhus toxicodendron: Besserung bei fortdauernder Bewegung, schlechter wird es jedoch zu Beginn der Bewegung.

Modalitäten

Verschlechterung beim Schlafen, nachts, in der Ruhe, bei jeglicher Form von Kälte und Nässe. Besserung bei fortdauernder Bewegung – zu Beginn der Bewegung wird es jedoch zunächst schlechter –, bei warmen Anwendungen und warmem Wetter, bei Schweißausbrüchen.

Ruta graveolens/Gartenraute, Weinraute

Ruta zeigt eine gewisse Ähnlichkeit mit Arnica und Symphytum, ist also ausgesprochen hilfreich bei Quetschung, Zerrung oder Prellung. Besonders wirksam ist die Gartenraute bei Verletzungen an den Hand- und Fußgelenken. Kennzeichnend ist das sehr starke Gefühl von Zerschlagenheit und Überanstrengung. Hilfreich ist Ruta auch, wenn man zu lange vor dem Fernseher oder Computer gesessen hat, also bei Überanstrengung der Augen mit Brennen und Hitzegefühl. Auch bei Ermüdungserscheinungen durch feine Arbeiten bei zu schwachem Licht einsetzbar; bei verschwommenem Sehen, Nebelsehen und Druck in den Augenhöhlen.

> Vorsicht bei Ruta: Es gilt seit alters als Abtreibungsmittel!

Modalitäten

Verschlechterung abends, bei feuchtkaltem Wetter, nach Bücken und Heben, beim Treppenabwärtsgehen. Besserung bei Bewegung, durch jede Form von Wärme, beim Liegen auf dem Rücken.

Sepia/Tintenfisch

Sepia heilt nervöse Störungen, zuweilen auch Depressionen, zumindest im Anfangsstadium der Entwicklung. Erfolgreich anzuwenden ist es bei Übelkeit und Brechreiz, wenn man bestimmte Speisen nur sieht, riecht oder an sie denkt (beispielsweise in der Schwangerschaft). Typischerweise tritt die Menstruation bei Frauen zu spät ein, manchmal auch zu früh. Die Scheide fühlt sich wund an und brennt. Ausfluss ist gelb oder gelbgrün, milchig, teils auch wässrig.

Sepia kann chronische Magen-Darm-Entzündungen beheben, Krampfadern, Hämorrhoidalschmerzen – hauptsächlich bei hormonellen Störungen. Gut einsetzbar ist es auch bei Verstopfung. Ein Leeregefühl besteht im Magen, das auch durch Essen nicht besser wird.

Die Garten- oder Weinraute wird in der Medizin Ruta graveolens genannt. Sie hilft bei leichten Sportverletzungen ebenso wie nach übereifrigem Arbeiten.

Die Sepia-Typen – arbeitsam und ängstlich

▶ Die klassische Sepia-Frau ist schlank und brünett, wirkt aber auffallend abgespannt, was sich durch ihre schlaffe Haltung zeigt. Das Gesicht ist gelblich, mit braunen Flecken auf der Haut. Sie ist kritisch und misstrauisch, auch rechthaberisch, oft besessen von einem wahren Gerechtigkeitsfanatismus. Sie beobachtet gut, neigt zu drastischer Ausdrucksweise.

▶ Geht es ihr schlecht, ist sie traurig und weint, etwa beim Erzählen ihrer Krankheitsgeschichte, ängstlich und depressiv. Auch ist sie von merkwürdiger Müdigkeit befallen, gleichgültig, ja sogar ablehnend gegenüber ihrer Familie und ihren Freunden. Andererseits opfert sie sich auf, kann von tiefem Pflichtgefühl durchdrungen sein, von einem absoluten Perfektionismus, der sie an den Rand der Verzweiflung bringt.

▶ Sie hat Angst, mit Menschen in zu engen Kontakt zu kommen, weil sie dann von ihnen beherrscht oder ausgenutzt wird. Angst spielt eine große Rolle in ihrem Leben: Angst vor dem Alleinsein, vor einer Krankheit, vor der Zukunft. An Sexualität ist sie weniger interessiert.

▶ Die Sepia-Frau hasst den Haushalt, macht sich aber geradezu zwanghaft ständig Sorgen darum. Manchmal unternimmt sie zaghafte Versuche, aus dem Kreislauf auszubrechen: Dann schreit sie los, rennt weg, um allein einen Spaziergang zu machen. – Sepia-Kinder spielen gerne für sich.

▶ Es gibt auch Sepia-Männer, die ähnliche Symptome zeigen. Bei ihnen kann das Mittel beispielsweise Prostataentzündungen heilen.

Modalitäten

Verschlechterung in der Ruhe, vor und während der Menstruation, bei Neu- und Vollmond, vor Gewitter; in vollen Räumen, stickigen Zimmern, bei Feuchtigkeit, nach dem Schwitzen. Besserung durch intensive Bewegung – etwa kreatives, schnelles Tanzen oder Reiten.

Silicea/Kieselsäure

Silicea-Typen leiden unter Kopf- und Fußschweiß, er macht an den Sohlen und zwischen den Zehen wund, riecht übel. Wenn die Schweißabsonderung, etwa durch Deodorant, verhindert wird, sind die daraus eventuell entstehenden Hautkrankheiten durch Silicea oft zu beheben. Es ist ein Mittel für chronische Eiterungen, z. B. Fisteln, eiternde Mittelohrentzündung, Geschwüre der Lippen. Jede kleine Verletzung eitert bei diesen Typen. Es ist auch eine wirksame Arznei für Folgen von Impfungen. Der Stuhlgang verursacht große Anstrengungen, der Stuhl schlüpft zurück.

Ein beachtenswerter Hinweis auf Silicea ist die schreckliche Angst der Patienten vor Injektionsnadeln, überhaupt vor spitzen Gegenständen. Auch das Gefühl, als hätten sie ein Haar auf der Zunge, ist typisch.

Silicea-Typen sind langsam

▶ Silicea-Typen sind ängstlich und zurückhaltend. Sie brauchen oft tagelang, bis sie eine Arbeit fertig haben, weil sie immer noch etwas verbessern wollen. Sie haben ein ausgesprochen gutes Gedächtnis für Details. Charakteristisch ist die chronische Frostigkeit, ein oft tagelanges Frösteln. Kopfschmerzen werden bei ihnen durch Wärme besser. Schreckhaftigkeit ist typisch, sie fahren aus dem Schlaf bei unangenehmen Träumen hoch. Überempfindlichkeit besteht gegenüber Geräuschen. Diese Menschen haben einen Widerwillen gegen warme, gekochte Speisen.

▶ Silicea-Kinder sind schüchtern und furchtsam, sie verstecken sich hinter den Eltern. Kinder, die nicht gedeihen wollen, brauchen oft Silicea.

Modalitäten

Verschlechterung durch Zugluft und jegliche Kälte, Entblößen des Kopfes, frische Luft und Bewegung; auch nachts, beim Hinlegen. Besserung durch warmes Einhüllen, Wärme überhaupt. Magenbeschwerden bessern sich durch kaltes Essen.

Staphisagria/Rittersporn

Wer in den Staphisagria-Zustand verfällt, hat es schwer: Er leidet unter dem Verlust der eigenen Mitte, mag sich selbst nicht. Alles wirft ihn aus der Bahn, er ist dünnhäutig und gereizt, ist niedergeschlagen und unzufrieden. Es kann vorkommen, dass er aus Entrüstung Bauchschmerzen bekommt.

Gut einsetzbar ist Staphisagria bei brennenden und stechenden Blasenschmerzen, die nur vor und/oder nach dem Wasserlassen auftreten, nicht während. Bei Entzündungen der Prostata, hervorgerufen durch einen Katheter, bei Reizblase und Blasenentzündung nach dem Geschlechtsverkehr tut es gute Dienste. Es ist aber auch erste Wahl bei Schnittwunden und nach Operationen. Außerdem hilft es speziell bei Gerstenkörnern.

> Wer Ungerechtigkeiten erlitten hat und nicht mehr mit sich und der Welt klarkommt, sollte es mit Staphisagria versuchen.

Modalitäten

Verschlechterung durch seelische Erregungen, nach Geschlechtsverkehr, nach dem Genuss kalter Getränke, nachts und am frühen Morgen. Besserung durch Gehen im Freien, Liegen, Wärme, nach dem Frühstück.

Sulfur/Schwefelblüte

Wenn das Bild, das Sulfur in Hahnemannschem Sinn am Gesunden verursacht, mit dem Bild des Kranken übereinstimmt, kann diese Arznei mit nahezu unbegrenzter Wirkung heilen. Und: Wenn ein Patient auf nötige homöopathische Arzneien nicht oder kaum reagiert, setzt Sulfur vieles in Bewegung. Es ist auch ein wichtiges Mittel für alte Menschen. Akuter oder chronischer Darmkatarrh, Verstopfung und Hämorrhoidalschmerzen gehören zu den Unpässlichkeiten, von denen der Sulfur-Typ betroffen ist. Sulfur ist ein umfangreich einsetzbares Mittel gegen brennende Schmerzen, Akne, Ekzeme, Furunkel, Hämorrhoiden, Krampfadern, Asthma. Es hilft bei Reaktionsmangel auf Homöopathika, Rückfallneigung nach Erkrankungen.

Modalitäten

Verschlimmerung aller Symptome um elf Uhr vormittags, durch Stehen, Bettwärme, Wasser, Aufenthalt in warmen Zimmern. Besserung durch Bewegung, Gehen, warmes und trockenes Wetter, Liegen auf der rechten Seite.

Auffallend für Sulfur: Die Haare sind glanzlos und struppig, auch der kräftigste Kamm kann sie nicht bändigen. Die Augen, Lippen usw. wirken rot. Sulfur-Typen besitzen ein unbändiges Verlangen nach Süßigkeiten, das sie jedoch mit Sodbrennen und Übelkeit bezahlen müssen.

Der Sulfur-Typ – ungepflegt, aber kreativ

▶ Von seinem Äußeren her ist beim Sulfur-Typ häufig mageres Aussehen, Hängeschultern und eine gebückte Haltung charakteristisch. Er braucht frische Luft, es ist ihm meistens zu heiß, auch wenn er friert. Oft hat er juckende Hautleiden. Er hat eine starke Tendenz, unterschiedlichste Hautkrankheiten zu bekommen. Werden sie unterdrückt – etwa mit Kortisonsalben –, können andere Beschwerden daraus entstehen: Asthma oder Husten.

▶ Der Sulfur-Typ kann eigensinnig und egoistisch sein, dabei durchaus kontaktfreudig. Gern laufen sie in alten Kleidern herum, kommen meist zu spät zu einem Termin, sind neugierig auf ihre Umwelt.

▶ Schlaf brauchen sie wenig, oft wachen sie auf, mit heißen Füßen und Schweißausbrüchen. Gern halten sie deshalb einen Mittagsschlaf. Tagsüber sind sie eher durstig als hungrig, ihr Hunger ist gierig; wenn sie fasten müssen, leiden sie unter Kopfschmerzen.

Thuja occidentalis/abendländischer Lebensbaum

Thuja heilt die unterschiedlichsten Erkrankungen und ist damit ein wichtiges Mittel der Homöopathie: Sie können es sowohl bei leichten Erkältungen und Blasenbeschwerden als auch bei Kopf- oder Ischiasschmerzen und rheumatischen Leiden anwenden.

▶ Hautausschläge haben Thuja-Typen meist an den von ihrer Kleidung bedeckten Partien. Sie schwitzen nachts an Körperstellen, die unbedeckt sind. Ihre Haut wirkt unsauber, zuweilen fettig. Oft haben sie Warzen.

▶ Sie sind sehr leicht erkältet, leiden oft unter Katarrh. Kälte und Nässe vertragen sie überhaupt nicht.

▶ Rissige, brüchige Nägel fallen auf. Kopfschmerz ist nachts typisch.

▶ Thuja hilft bei allen negativen Folgen von Impfungen, wenn man sich nach einer Impfung z. B. krank und unwohl fühlt.

▶ Wenn von den Zähnen, Mandeln, vom ganzen Kopfbereich aus Entzündungsherde auf weiter entfernte Körperteile ausstrahlen und Rheuma- oder Ischiasschmerzen hervorrufen, ist Thuja oft das richtige Mittel.

▶ Hämorrhoiden, die im Sitzen besonders schmerzen, heilt Thuja.

▶ Chronische Entzündung der Blase, Brennen, Schneiden beim Wasserlassen lindert dieses Mittel. Charakteristisch ist das Gefühl, als bleibe nach dem Wasserlassen noch etwas in der Harnröhre zurück.

▶ Bei Prostataentzündung und -vergrößerung und dadurch entstehenden Hodenschmerzen hat sich Thuja ebenfalls bewährt.

Modalitäten

Verschlechterung bei Feuchtigkeit und Kälte, beim Strecken, nach dem Impfen, durch ständiges Teetrinken. Besserung in der Ruhe, in der Wärme, in der frischen Luft, durch Hochziehen der Glieder.

Der Thuja-Typ sagt kennzeichnenderweise von sich selbst, er sei zerbrechlich wie Glas.

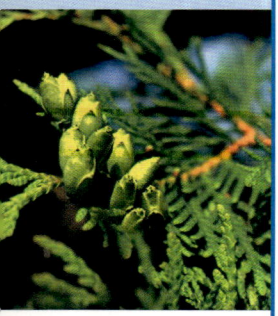

Die Homöopathie verwendet vom abendländischen Lebensbaum (Thuja) aus der Familie der Zypressen die frischen Zweige.

Thuja-Typen – manchmal absonderlich

▸ Thuja-Patienten sind meist dickliche Leute, dauernd in Eile, sie bewegen sich schnell, sprechen hastig, sind oft reizbar und überempfindsam. Sie sind vital und energiegeladen. Wenn sie Musik hören, die etwas in ihnen bewegt, fangen sie an zu weinen. Es gibt aber auch den eher mageren, stets erschöpften Thuja-Typen.

▸ Thuja-Typen meditieren gern. Manchmal erzählen sie von recht absonderlichen Ideen. Sie behaupten z. B., eine fremde Person an ihrer Seite zu sehen oder ein lebendiges Tier wühle in ihrem Leib oder eine fremde Macht gebe ihnen Befehle.

Tuberculinum bovinum/Tuberkulin

Tuberculinum wird als Nosode aus Tuberkelbazillen hergestellt. Das Mittel ist rezeptpflichtig bis einschließlich D3 und C1. Vorsicht: Geben Sie Tuberculinum niemals bei aktiver Tuberkulose!

▸ Tuberculinum-Typen haben Kopfschmerzen nach geistiger Anstrengung. Schulkopfschmerz tritt bei Kindern auf, als hätten sie einen Eisenring um den Kopf.

▸ Bei Frauen kann es sein, dass die Periode sehr früh kommt, sehr stark ist und lang andauert.

▸ Eine Neigung zu starkem Schwitzen bei geringster körperlicher Anstrengung, auch während des Schlafs, besteht.

▸ Angst vor Hunden ist ein weiteres Kennzeichen.

Modalitäten

Verschlimmerung morgens bei geringster körperlicher Anstrengung, in geschlossenen Räumen; durch plötzlichen Wetterwechsel; beim Anblick von Hunden. Besserung durch Aufenthalt im Freien.

Thuja-Menschen können vital und energiegeladen sein. Trotzdem meditieren sie gerne.

Tuberculinum-Typen – immer unterwegs

▸ Die Arznei passt zu Menschen, die in der Abwechslung ihre Erfüllung suchen. Sie sind voller Unruhe, die geborenen Globetrotter, auf der Flucht vor sich selbst. Sie müssen das Leben genießen, bis zum letzten Atemzug. Trotzdem können sie sehr unzufrieden sein, reizbar, manchmal sogar beleidigend. Es kommt vor, dass sie schreien und wilde Drohungen ausstoßen. Kinder werfen ihre Spielsachen weg oder machen sie kaputt. Zu dieser Wechselhaftigkeit der Seele passt der ständige Wechsel der Krankheitssymptome. Bei Schmerzen ständiger Ortswechsel. Sie mögen kein Fleisch und keine Süßigkeiten, zudem sind sie äußerst kälteempfindlich.

▸ Fragen Sie bei Kindern, die sich vor Hunden fürchten, dauernd »Nein!« sagen, richtig »böse« sind, sich immer wieder erkälten und kein Fleisch mögen, Ihren Homöopathen nach Tuberculinum.

Veratrum album/Weißer Germer

Veratrum album und Arsenicum album sind die beiden wirksamsten Arzneien gegen sehr starke Übelkeit. Als Kennzeichen für Arsen muss große Angst existieren.

Veratrum album ist eine hervorragend wirkende Arznei bei plötzlichem Kreislaufkollaps, mit kaltem Stirnschweiß. Auch wenn der Kreislauf zusammenbricht und Übelkeit sowie Erbrechen, Durchfall dazukommen, können Sie es anwenden. Wenn der Betreffende völlig kraftlos ist, mit eisiger Nasenspitze oder dem Gefühl, als hätte er einen Eisklumpen auf dem Kopf, dann probieren Sie Veratrum album. Auch bei akuten Lebensmittelvergiftungen, Sommerdiarrhöen, extremer Schwäche nach jedem Stuhlgang hat es sich bewährt.

Modalitäten

Verschlechterung durch Bewegung, nach Getränken, während oder nach dem Stuhlgang.
Besserung durch Druck auf den Scheitel.

Literatur

Boericke: Homöopathische Mittel und ihre Wirkungen. Verlag Grundlagen und Praxis. Leer 1973

Coulter, Catherine R.: Portraits homöopathischer Arzneimittel. Band I und II. Haug-Verlag. Heidelberg 1988

Friedrich, E. und P.: Charaktere homöopathischer Arzneimittel. Traupe-Verlag. Höhenkirchen 1991

Fritsche, Herbert: Samuel Hahnemann, Idee und Wirklichkeit. Ulrich Burgdorf-Verlag. Göttingen 1987

Helfferich, Michael: Knaurs großes Handbuch der Homöopathie. Droemersche Verlagsanstalt Th. Knaur Nachf. München 2002.

Kents Repertorium. Haug-Verlag. Heidelberg 1986

Kents Arzneimittelbilder. Haug-Verlag. Heidelberg 1990

Köhler, Gerhard: Lehrbuch der Homöopathie. Band 1 und 2. Hippokrates-Verlag. Stuttgart 1988

Murphy, Robin: Homoeopathic Medical Repertory. Indian Books. New Delhi 1994

Rose, Barry: The Family Guide to Homoeopathy. Dragons World Book. London 1992

Roy, Ravi und Carola: Selbstheilung durch Homöopathie. Droemer Knaur. München 1988

Staufer, K.: Homöotherapie. Sonntag-Verlag. Regensburg 1986 (Faksimilenachdruck)

Vithoulkas, G.: Essenzen homöopathischer Arzneimittel. Sylvia Faust-Verlag. Frankfurt 1990

Vithoulkas, G.: Materia Medica viva. Band I bis VIII. Burgdorf-Verlag. Göttingen 1995

Voegeli, Adolf: Heilkunst in neuer Sicht. Haug-Verlag. Heidelberg 1988

Mezger, Julius: Gesichtete homöopathische Arzneimittellehre. Haug-Verlag. Heidelberg 1985

Autoren

Walter Hohenester ist Apotheker und Autor zahlreicher Sachbücher.
Michael Helfferich ist Apotheker und Heilpraktiker. Seit vielen Jahren beschäftigt er sich schwerpunktmäßig mit der Homöopathie.

Bildnachweis

Beat Ernst, Basel (CH): 248; Corbis, Düsseldorf: 149 (Laura Doss); Deutsche Homöopa-thie-Union, Karlsruhe: 9, 18, 28, 45, 47, 53, 63, 75, 86, 90, 121, 131, 138, 152, 197, 214 (2), 227, 240; IFA-Bilderteam, Taufkirchen: U1 re. (Lukasseck), 11 (Buschbell); Jump, Hamburg: 3 (Annette Falck), 31 (Kristiane Vey); Mauritius, Mittenwald: 169 (Stock Image); New Eyes, Hamburg: U1 li. (Retna); Südwest Verlag, München: 2 (N. Olonetzky), 147 (Irmin Eitel), 159, 199 (Joachim Heller), 259 (Amos Schliack)

Impressum

Südwest Verlag (ein Unternehmen der Ullstein Heyne List GmbH & Co. KG)

© 2003 Ullstein Heyne List GmbH & Co. KG, München

Überarbeitete Neuausgabe

Layout: Zero, München
Bildredaktion: Sabine Kestler
Umschlag: Reinhard Soll
DTP/Satz: Mihriye Yücel
Produktion: Angelika Kerscher, Gabriele Kutscha
Druck und Bindung: Alcione, I-Trento

Gedruckt auf chlor- und säurearmem Papier

ISBN 3-517- 06688-5

Register